こころとからだのリハビリテーション

職場復帰を成功させるための

30日ノート

はじめに

職場復帰を目指す皆さんへ

私は精神科を専門とする産業医として、数多くの労働者の職場復帰に携わってきました。

うつ病をはじめとする心の健康問題を抱えた方の多くは、まさか自分がこのような状態になるとは想像もしておらず、それゆえに早く職場に戻らなくてはと焦る気持ちが抑えられない方がほとんどです。もちろん、私も一人の医者として、早く元通りの生活に戻っていただきたいという思いはありますが、皆さんの主治医や産業医が助言されているように、心の健康問題の解決に焦りは禁物です。再発を繰り返すほど、再発率は高くなると言われており、うつ病の再発率は60%程度と推定されています。ですから、職場復帰にあたっては、できる限りの準備をすることが重要になります。

ケガをしてしまったスポーツ選手が、ケガが治った後に一定のリハビリ期間を経てまた試合に復帰するのと同様に、皆さんも病状が快方に向かい、職場復帰に向けた意欲が回復してきた段階で、職場復帰に向けたリハビリを開始することが、再発予防の観点から有効と言えます。

しかしながら、職場復帰のためのリハビリとして何をやったらよいのかわからないという声が聞こえてきます。そういった多くの声に応え、皆さんの職場復帰の道しるべとなることを目標に、次の3つの回復と1つの気付きを重視しながら本書を執筆しました。

職場復帰を成功させるために重要な4つの要素

1. 生活リズムの回復

病気療養中は就寝・起床時間が乱れてしまったり、日中の生活状況が不規則になってしまったりすることがよくあります。無理なく会社に通える生活リズムを整えておくことが重要です。

2. 身体的体力の回復

病気療養中は自宅で過ごすことが多く、身体活動量が減少する傾向にあります。そのため、職場復帰後に身体的な疲労感から体調を再び崩してしまう方が多くいます。職場復帰後に必要な体力は早めに回復させておきましょう。

3. 思考能力の回復

病気療養中は主治医からは「いろいろなことを考えずにゆっくり休みなさい」と助言されることが一般的です。しかし、職場復帰後はいろいろなことを考えなければなりません。そのために頭を使うトレーニングで、眠っている頭の働きを起こすようにしましょう。

4. ストレスを抱え込みやすい自分の性格への気付き

真面目で仕事をしすぎてしまう性格、人に相談できずに一人で抱え込んでしまう性格など、病気の発症に関わった皆さんの性格傾向は、病気療養後もなかなか変わりません。しかし、再発予防を考えたときには、病気の発症につながってしまった自分自身の性格に気付き、その対応策を練っておく必要があります。

本書は上記の回復と気付きを意識しながら、いろいろなことを調べたり、書いたり、読んだりと、少々面倒な構成になっているかもしれません。しかし、その一つ一つが、着実なリハビリにつながっていると信じ、本書を執筆しました。円滑に職場復帰をし、皆さんに笑顔が戻る日がくることを心より祈念しております。

吉野 聡

CONTENTS

- 「解答編」はのりづけされていますので、丁寧に取り外してお使いください。
- 「生活記録シート」がはさみこまれていますので、DAY3以降でお使いください。

本書を始める前に

〔本書を開始するための条件〕

本書は、病状が十分に回復し、職場復帰に向けた準備を始めてもよい時期になった方が、約1か月間かけて徐々に職場復帰に向けて「頭と身体と心のリハビリ」を行うためのワークブックです。ワークのなかには自分自身の性格や病気になったときのことを振り返り、再発予防対策を考えていく心理的に負担のある作業もあります。そのため、病状の回復が不十分な時期に本書を始めてしまうと、かえって自信をなくしてしまったり、病状が悪化してしまったりする可能性があります。

そこで、以下の条件を満たしてから、本書を開始するようにしましょう。

本書を開始するための条件（下記の10項目をすべて満たしてから開始してください）

- □ 気分が一日中ひどく落ち込み、何もする気が起こらないということがほとんどない
- □ 自分の趣味をしたり、好きなテレビ番組を見たりすることを楽しめる
- □ 職場復帰に向けて何か取り組みを開始したいと思っている
- □ 睡眠覚醒のリズム（就寝時間と起床時間）が安定し、睡眠により疲労が回復する
- □ 薬の処方を受けている場合、処方薬の種類と用量が1か月程度変わりない、または減る傾向にある
- □ 食べなければならないという義務感ではなく、何かを食べたいと思い、食欲がある
- □ 近所のスーパーやコンビニなどに出かけた程度では、強い疲労は感じない
- □ 頭痛やめまいなどの身体症状が、日常生活に問題がない程度に改善している
- □ 自殺や死について繰り返し考えたことはこの1か月間ない
- □ 主治医や産業医などの専門家にこのワークブックを実施することについての許可をもらった

また、本書では体力を向上させる（身体的体力を回復させる）ように助言していますが、循環器疾患や整形外科疾患などの身体疾患を有する方の場合には、必ずしも本書の助言には従わず、身体疾患の主治医ともよく相談をしながら、無理のない範囲で体力の向上に努めてください。

〔本書を行うために必要なもの〕

◎歩数計

本書では歩数を活動量の指標として用います。客観的な数字で自分の現在の活動量を把握することは、復帰に向けた目標を明確に立てることにもつながります。そこで、歩数だけを測定する安価なものでよいので、本書を開始するにあたっては、歩数計を用意してください。

◎朝刊紙

多くの場合、職場ではさまざまな書類を目にしなければなりません。病気療養中は活字を目にすることが少なかった方も、この30日間で活字を読む習慣を取り戻しましょう。また、療養期間中の社会の流れをキャッチアップしておくことにも役立ちます。特に、DAY10～14、17～21では、新聞や雑誌の記事を使用したワークがありますので、朝刊紙を用意してください（図書館などにある場合には、それで代用しても構いません）。

◎パソコンまたはノート

文書を作成するワークもありますので、パソコンまたはノートを用意しましょう。

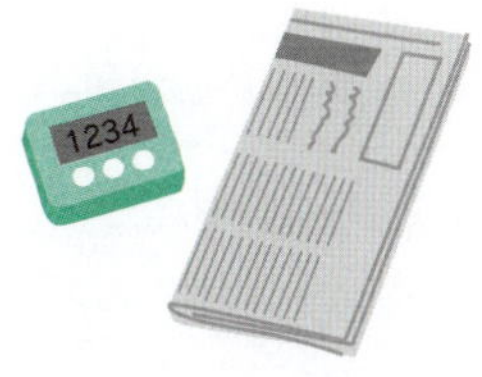

〔本書の具体的な使用方法〕

①開始するタイミング

本書はDAY1・2を準備期間とし、DAY3からの5日間は会社を意識した生活、その後2日間は休養というリズムを刻めるように構成されています。土日が休みの職場の場合は、DAY3を月曜日に開始できるように、DAY1・2を進めてください。

②具体的な進め方

本書はDAY1 ～ 30を1日ずつ、30日間かけて進めます。準備期間としてのDAY1・2と土日を想定した休養日以外の、出勤日を想定した日は「思考能力回復のためのワーク」（2ページ）、「再発予防に活かすためのワーク」（1ページ）、「生活記録等」（1ページ）の合計4ページに取り組んでください。最初の3ページ（思考能力回復のためのワークと再発予防に活かすためのワーク）は、できるだけ職場復帰後に会社で仕事をしている時間帯に行い、最後の1ページ（生活記録等）は一日を振り返る意味で、就寝1 ～ 2時間前を目安に記入するようにしてください。

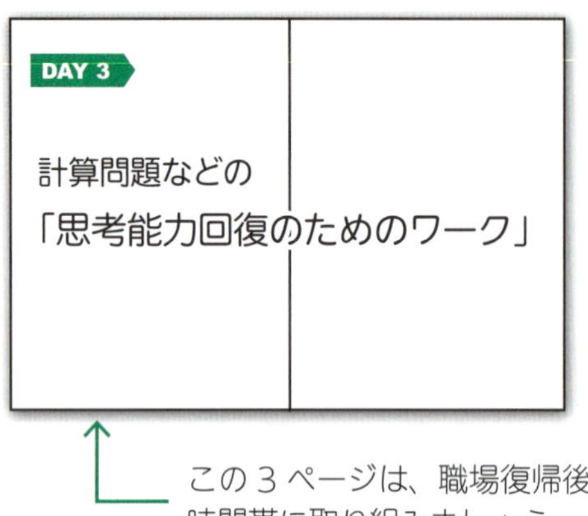

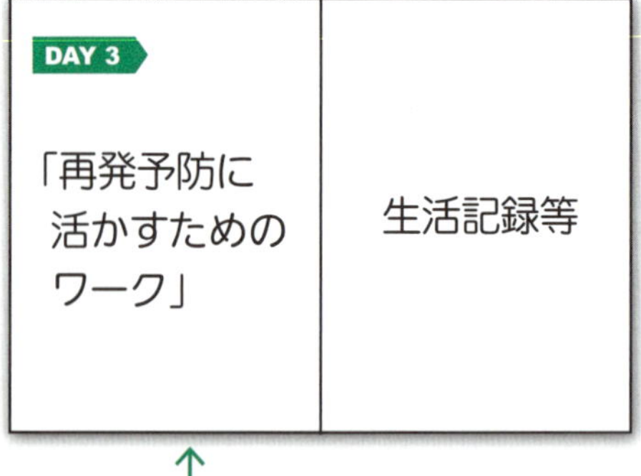

この３ページは、職場復帰後に会社で仕事をしている時間帯に取り組みましょう。

生活記録等は、就寝１～２時間前に記入しましょう。

③毎日の変化の記録

本書には、起床時間、睡眠時間、外出時間、歩数、主観的健康度の変化を折れ線で記録できるグラフ用紙が添付されています。自らの回復の具合や安定度を確認できますので、活用してください（DAY3から毎日、本誌の生活記録を記入したあと、別紙のグラフ用紙に記録しましょう）。

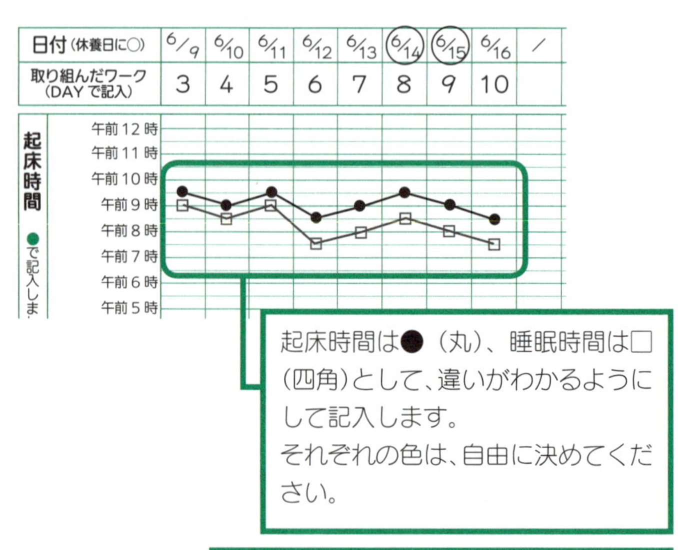

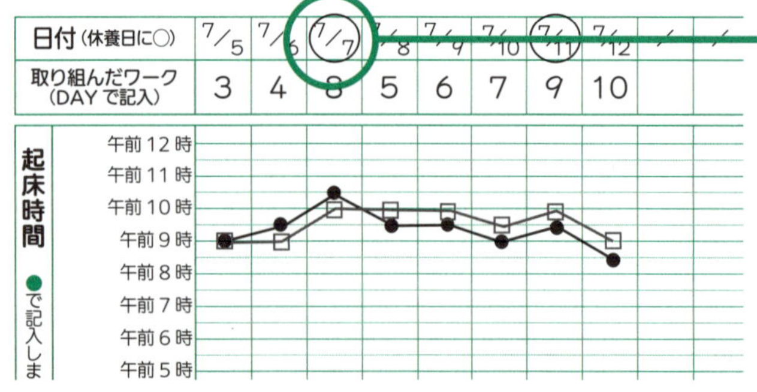

本書は、土日週休二日制の職場を想定して作成してあります。
休みが土日ではなく日曜1日だけの場合や、平日に1日+日曜日といった場合にはワークの順番を入れ替えるなど工夫をして、実際の勤務状況に合わせた活用をしてください。

〔本書を活用した職場復帰を成功させる5つのポイント〕

ポイント①　簡単な作業でも毎日着実に進めていこう

本書には、毎日の生活記録の記入や単純な計算、調べ物といった、こんなことはやらなくても大丈夫だと感じるような簡単な作業も登場します。しかし、活字を読んだり、手を動かして文字を書いたり、何かを思い出したりすることには、これまでゆっくり休んでいた脳機能を再度活性化させる働きがあります。また、職場では毎日何かしらの仕事があるわけですから、日記などは一週間分まとめて書くよりも、毎日少しずつでも継続することが重要です。一見、単純でつまらないと思えるような作業でも、実際に手を動かし、毎日着実に作業を進めていくように心掛けましょう。

ポイント②　休日はしっかりと休むようにしよう

本書を始めると、職場復帰が現実的なものに感じられ、焦りを覚えることもあるでしょう。また、内容が簡単なために、どんどんと次のページに進みたくなってしまうかもしれません。しかし、しっかりと休養をとることも重要です。本書では週休2日を想定して、5日間のワークに対して2日間の休養日を設け、休養日は生活の記録と簡単なコラムを読むだけにとどめてあります。焦る気持ちをグッとこらえて、十分な休養をとるように心掛けてください。

ポイント③　病状に波はつきもの、一喜一憂しない

本書を始めると、調子よく目標がクリアできる日と、なんだか気分が乗らずに目標が達成できない日が出てくることでしょう。心の健康の回復には、好不調の波があることがよく知られています。1週間トータルで考えて、前の週よりも良い状態で過ごせたのであれば、回復としては順調といえますので、一日一日の目標達成に一喜一憂しないようにしましょう。

ポイント④　本書実施時以外の時間も大切にしよう

職場復帰に向けた道しるべとなる本書ですが、このワークを実施するだけで職場復帰の準備がすべて整うわけではありません。自らが前日に立てた目標に沿って行動したり、昼寝を極力抑えるように工夫したり、身体活動を増やしたりと、ワーク実施時以外の過ごし方も重要です。人は自宅で何かをしていると、どうしてもだらだらしたり、ゴロゴロしたりしてしまいがちです。しかし、職場ではそのような振る舞いをするわけにはいきませんから、徐々に図書館などの人の目が気になる場所で過ごす時間を増やすなどして、職場復帰後の生活をイメージしながら、その生活に近づけるように心掛けてください。

ポイント⑤　体調が優れないときには、中止・中断も視野に入れよう

職場復帰に向けた準備期間は、仕事を離れていた期間や病状の回復具合によって大きく異なり、必ずしも本書で示すような30日間が十分な期間とは限りません。また、本書を開始後、仕事のことが思い出されて眠れなくなってしまったり、職場復帰に向けた緊張感が高まって食欲がなくなってしまったり、体調が優れなくなってしまう可能性もあります。

本書を続けることを負担に感じた場合や、心身の不調を感じた場合には、主治医ともよく相談しながら、必要に応じて一旦中止することも考えてみてください。このような場合でも、決して落ち込む必要はなく「まだ、職場復帰に向けた取り組みをするには早かったことがわかった」と前向きに捉え、もう一段階体調が回復した時点で主治医とも相談して、再開するようにしましょう。

〔職場の療養制度、復帰条件、復帰後の配慮などについて確認しておこう〕

病気の療養制度、職場復帰の条件やプロセス、復帰後の配慮方法などは、職場の就業規則などによって定められており、職場ごとに異なっています。記入例にならって、あなたの勤め先の制度などを確認しておきましょう。不明な場合には、勤め先の療養中の窓口に確認をとり、各欄に記入しましょう。

■ 療養制度

制度名	期間	終了日	金銭面での処遇

（例）

制度名	期間	終了日	金銭面での処遇
私傷病欠勤	6か月	20〇〇年11月30日	傷病手当金が標準報酬日額の2/3相当。
病気休職	2年間	20〇〇年11月30日	20〇〇年11月30日までは傷病手当金が標準報酬日額の2/3相当。以降は無給。

■ 職場復帰の条件

（例）休職前の職務内容で1日8時間の勤務が可能であること、車の運転が可能になっていること　等

■ 職場復帰のプロセス

（例）産業医面談がある。職場復帰希望日の2週間前までに診断書を提出する
職場で試験出社期間が定められており、その出勤状況で職場復帰の可否が決定される　等

■ 復帰後の配慮

（例）リハビリ勤務制度があり、一日4時間の勤務から開始することが可能である　等

〔本書を活用するにあたって必要な情報を収集しよう〕

本書を進めていく中で、外部の施設を利用する機会が出てきます。そこで、利用可能な施設について予め調べておきましょう（所要時間、交通費は自宅からのもの）。

	名称	開館時間	休館日	所要時間	交通費	利用料金
家の近くで利用できる図書館などの公共施設				分	円	円
家の近くで利用できる公共のスポーツ施設				分	円	円
職場の近くで利用できる図書館などの公共施設				分	円	円

〔歩数を測りましょう〕

DAY1では、一日の身体活動量（一日の歩数）の記入をします。DAY1を行うよりも前に、歩数計で朝起きてから寝るまでの間の歩数を計測して、メモしておきましょう。

1日の歩数 ＿＿＿＿＿＿＿＿＿＿歩

こころとからだのリハビリテーション

職場復帰を成功させるための

30日ノート

DAY 1 ～ 30

月　　日（　）

DAY 1 準備のワーク①

生活記録をつけてみよう

昨日一日の生活を思い出して、記入例に従って生活記録をつけてみましょう。
また、残業しないことを前提に、職場復帰後に求められる生活を考えてみましょう。

（記入上の注意事項）
- できる限り、空白の時間が生じないように記入しましょう。
- 睡眠時間は、布団に入ってから出るまでの時間を記入しましょう。
- 外出時間は内容を問わず、家から出ていた時間を記入しましょう。
- 気分、意欲、睡眠（質）、食欲に関しては、以下を参考に自分の主観的な点数を記入しましょう。
  大変良い 5　まあまあ良い 4　普通 3　あまり良くない 2　大変悪い 1

【昨日の生活記録】

	記入例	昨日の生活
5:00	睡眠 ↓	
6:00	中途覚醒	
7:00	睡眠 ↕	
8:00		
9:00	朝食	
10:00	テレビ ↕	
11:00		
12:00	昼食	
13:00	ソファでゴロゴロ	
14:00	うたた寝	
15:00	散歩・買い物	
16:00	テレビ ↕	
17:00		
18:00	家事手伝い	
19:00	夕食	
20:00	読書 ↕	
21:00		
22:00	入浴	
23:00	睡眠 ↕	
0:00		
1:00		
2:00		
3:00		
4:00		
睡眠時間	10（時間）	（時間）
外出時間	1（時間）	（時間）

【職場復帰後に求められる生活】

	記入例	復帰後の生活
5:00	睡眠 ↕	
6:00		
7:00	朝食	
8:00	通勤	
9:00	会社 ↕	
10:00		
11:00		
12:00	昼休み	
13:00		
14:00		
15:00		
16:00		
17:00		
18:00	通勤	
19:00	夕食	
20:00	家事・育児手伝い	
21:00	テレビ	
22:00	入浴	
23:00	読書	
0:00	睡眠 ↕	
1:00		
2:00		
3:00		
4:00		
睡眠時間	7（時間）	（時間）
外出時間	11（時間）	（時間）

【気分や意欲など（記入例）】

気分	意欲	睡眠	食欲	主観的健康度※
3	2	3	3	11

※「気分」、「意欲」、「睡眠」、「食欲」の合計点

【昨日の気分など】

気分	意欲	睡眠	食欲	主観的健康度※

※「気分」、「意欲」、「睡眠」、「食欲」の合計点

身体活動量を把握しよう

一日、歩数計をつけて活動した歩数を記入してください。
※ DAY1 を行なうよりも前に歩数を計測している場合は、その歩数を。DAY1 の歩数を計測している場合には、就寝前に歩数を記入しましょう。

現在の身体活動（歩数）
歩

身体活動量の目標値を設定してみよう

日本人の平均的な一日の歩数は、男性約 7,000 歩、女性約 6,500 歩です（平成 23 年国民健康・栄養調査より）。

平均的な歩数を問題なく歩くことができれば、標準的な職場で就労に耐えられる体力があると推測されますので、目標値の目安としましょう。

工場勤務などで立ち仕事が多い場合や営業職で外出が多い場合などは、体力面でより一層の回復が求められますので、標準よりも高い目標値を設定しましょう。

※厚生労働省は身体活動量と死亡率などとの関連をみた疫学的研究の結果から「一日1万歩の歩数を確保することが理想」と発表していますので、復職に向けてより体力をつけたい方や、体力を求められる職場に復帰する方は参考にしましょう。

身体活動（歩数）の目標値
歩

生活習慣の改善点を考えてみよう

左の「昨日の生活記録」と、「職場復帰後に求められる生活」とを見比べて、本書を実施する期間中に、どのような点に気をつけながら生活すればよいかを検討してみましょう。

生活習慣の改善点

（例）起床時間を 2 時間程度早くする必要がある。家でゴロゴロしている時間を減らし、外で過ごせる時間を増やす必要がある。
日中の活動量を増やすことにより睡眠の質を向上させたい　等

DAY 2 準備のワーク②

月　　日（　）

各週、終了時点の生活の到達目標を立てよう

DAY 1での生活習慣の改善点と以下の到達目標の目安を参考に、各週の生活目標を具体的に立て、右ページに記入しましょう。

●各週終了時点の到達目標の目安　※各週終了時点とは、週の最後の出勤日を想定した週の5日目となります。

第1週終了（DAY7）時点　「仕事に間に合う時間に起床し、家の外で4時間以上過ごせる」

仕事に間に合う時間に起きられるようになることが大きな目標です。徐々に外出時間を増やし、散歩などの身体活動を30分以上交えながら、半日程度外で過ごせることを目標にしましょう。

第2週終了（DAY14）時点　「運動や勉強を交えながら、家の外で6時間以上過ごせる」

生活リズムを整え、職場に出発する時間に家を出ることを目標にしましょう。
午前中は散歩と図書館通い、午後は軽い運動などに取り組み、体力面での充実を図りましょう。

第3週終了（DAY21）時点　「家の外で8時間以上（4時間以上の知的活動を含む）過ごせる」

職場での行動を具体的にイメージしながら、就業時間中は外で活動することを目標にしましょう。
また、図書館などでも、仕事に関連する書籍を読むなど、復帰後に近い生活を心掛けましょう。

第4週終了（DAY28）時点　「家の外で10時間以上過ごせ、物事にも集中して取り組める」

復帰後と同様の生活を送ることを目標にしましょう。朝は模擬通勤を行い、日中は仕事に近い負荷（例えば仕事に関連する資格の勉強など）をかけ、復帰を明確に意識しながら過ごしましょう。

【各週の終了時点における生活目標（例）】

	第1週目終了（DAY7）	第2週目終了（DAY14）	第3週目終了（DAY21）	第4週目終了（DAY28）
5:00	睡眠 ↓	睡眠 ↓	睡眠 ↓	睡眠 ↓
6:00				
7:00	ストレッチ	朝食	朝食	朝食
8:00	朝食	散歩・ストレッチ	散歩・ストレッチ	模擬出勤
9:00	散歩	図書館（自宅近く） ↕	図書館（自宅近く） ↕	図書館（会社近く） ↕
10:00	読書			
11:00	テレビ			
12:00	昼食	昼食	昼食（外食）	昼食（外食）
13:00	図書館（自宅近く） ↕	休憩（読書）	図書館（自宅近く） ↕	図書館（会社近く） ↕
14:00		運動（市民プール） ↕		
15:00	散歩（買物）		休憩（読書）	散歩
16:00	読書	テレビ	運動（市民プール） ↕	図書館（会社近く） ↕
17:00	家事手伝い	家事手伝い		
18:00	夕食	夕食	家事手伝い	模擬通勤
19:00	テレビ	テレビ	夕食	夕食
20:00	読書	読書	テレビ	家事手伝い
21:00	生活記録等のワーク	生活記録等のワーク	生活記録等のワーク	テレビ/生活記録等のワーク
22:00	入浴	入浴	入浴	入浴
23:00	睡眠 ↑	睡眠 ↑	睡眠 ↑	睡眠 ↑
0:00				
1:00				
2:00				
3:00				
4:00				
睡眠時間	8（時間）	8（時間）	8（時間）	8（時間）
外出時間	4（時間）	6（時間）	9（時間）	11（時間）
歩数	5,000（歩）	6,000（歩）	7,000（歩）	8,000（歩）
図書館でやること	・ワークの実施 ・新聞の閲覧	・ワークの実施 ・新聞の閲覧 ・読書（小説）	・ワークの実施 ・新聞の閲覧 ・読書（仕事関連の専門書・雑誌）	・ワークの実施 ・新聞の閲覧 ・読書（仕事関連の専門書・雑誌） ・英語の勉強

（目標を立てる上での注意点）
- 身体活動量の急激な増加は、身体に負荷をかけることになるため、1 週間で 2,000 歩（約 20 分の歩行）程度の増加を目安にし、あまり急激な増加は控えるようにしましょう。
- 現在の起床時間が目標とする起床時間と大きくずれている場合には、1 日 30 分程度の補正をしながら、無理のない範囲で仕事に間に合う時間に起きられるように調整しましょう。
- リハビリ中は負荷がかかっているので、睡眠時間は通常の就業時よりも 1 ～ 2 時間多くても構いません。

【各週の終了時点における生活目標】

	第1週目終了（DAY7）	第2週目終了（DAY14）	第3週目終了（DAY21）	第4週目終了（DAY28）
5:00				
6:00				
7:00				
8:00				
9:00				
10:00				
11:00				
12:00				
13:00				
14:00				
15:00				
16:00				
17:00				
18:00				
19:00				
20:00				
21:00				
22:00				
23:00				
0:00				
1:00				
2:00				
3:00				
4:00				
睡眠時間	（時間）	（時間）	（時間）	（時間）
外出時間	（時間）	（時間）	（時間）	（時間）
歩数	（歩）	（歩）	（歩）	（歩）
図書館でやること				

月　　日（　）

DAY 3 思考能力回復のためのワーク

次の計算をしましょう

単純な計算をなるべく早く行い、脳を活性化させましょう。

7 + 5 =	5 + 6 =	11 + 2 =
3 × 3 =	12 ÷ 2 =	7 × 5 =
5 + 2 =	6 + 3 =	5 + 3 =
24 ÷ 6 =	7 × 2 =	4 × 4 =
7 − 6 =	15 − 8 =	6 + 5 =
4 × 9 =	8 × 5 =	9 × 9 =
5 + 1 =	17 − 9 =	8 + 7 =
9 × 3 =	2 × 7 =	2 × 5 =
8 ÷ 2 =	0 + 1 =	9 + 5 =
6 − 3 =	2 × 8 =	10 ÷ 1 =
2 + 2 =	18 ÷ 9 =	1 + 6 =
9 + 4 − 2 =	7 − 1 + 2 =	3 + 5 − 2 =
4 − 2 + 8 =	18 − 5 + 6 =	8 − 1 + 2 =
13 − 7 − 5 =	9 − 2 + 3 =	11 − 2 + 3 =
8 + 1 − 4 =	3 + 8 − 1 =	6 + 7 − 2 =
4 + 7 − 5 =	3 + 2 + 7 =	7 + 7 + 2 =
9 − 6 + 7 =	5 − 1 + 8 =	5 + 9 − 7 =
11 − 4 − 5 =	2 − 2 + 8 =	6 − 3 + 2 =
5 + 7 + 2 =	8 + 9 − 1 =	4 + 7 − 1 =
6 − 3 + 8 =	7 − 4 − 1 =	12 − 0 + 8 =
12 − 3 + 2 =	6 + 4 − 8 =	11 − 4 + 1 =
5 − 3 + 5 =	1 + 2 + 8 =	5 + 3 + 4 =

できるだけ早く2回音読しましょう。

お前たちが大きくなって、一人前の人間に育ち上った時、――その時までお前たちのパパは生きているかいないか、それは分らない事だが――父の書き残したものを繰拡げて見る機会があるだろうと思う。その時この小さな書き物もお前たちの眼の前に現われ出るだろう。時はどんどん移って行く。お前たちの父なる私がその時お前たちにどう映るか、それは想像も出来ない事だ。恐らく私が今ここで、過ぎ去ろうとする時代を嗤い憐れんでいるように、お前たちも私の古臭い心持を嗤い憐れむのかも知れない。私はお前たちの為にそうあらんことを祈っている。お前たちは遠慮なく私を踏台にして、高い遠い所に私を乗り越えて進まなければ間違っているのだ。然しながらお前たちをどんなに深く愛したものがこの世にいるか、或いはいたかという事実は、永久にお前たちに必要なものだと私は思うのだ。お前たちがこの書き物を読んで、私の思想の未熟で頑固なのを嗤う間にも、私たちの愛はお前たちを暖め、慰め、励まし、人生の可能性をお前たちの心に味覚させずにおかないと私は思っている。だからこの書き物を私はお前たちにあてて書く。

《中略》

私の一生が如何に失敗であろうとも、又私が如何なる誘惑に打負けようとも、お前たちは私の足跡に不純な何物をも見出し得ないだけの事はする。きっとする。お前たちは私の斃れた所から新しく歩み出さねばならないのだ。然しどちらの方向にどう歩まねばならぬかは、かすかながらにもお前達は私の足跡から探し出す事が出来るだろう。

小さき者よ。不幸なそして同時に幸福なお前たちの父と母との祝福を胸にしめて人の世の旅に登れ。前途は遠い。そして暗い。然し恐れてはならぬ。恐れない者の前に道は開ける。

行け。勇んで。小さき者よ。

有島武郎「小さき者へ」より

左のイラストと同じイラストを下記から探しましょう。
正しいイラストはひとつです。

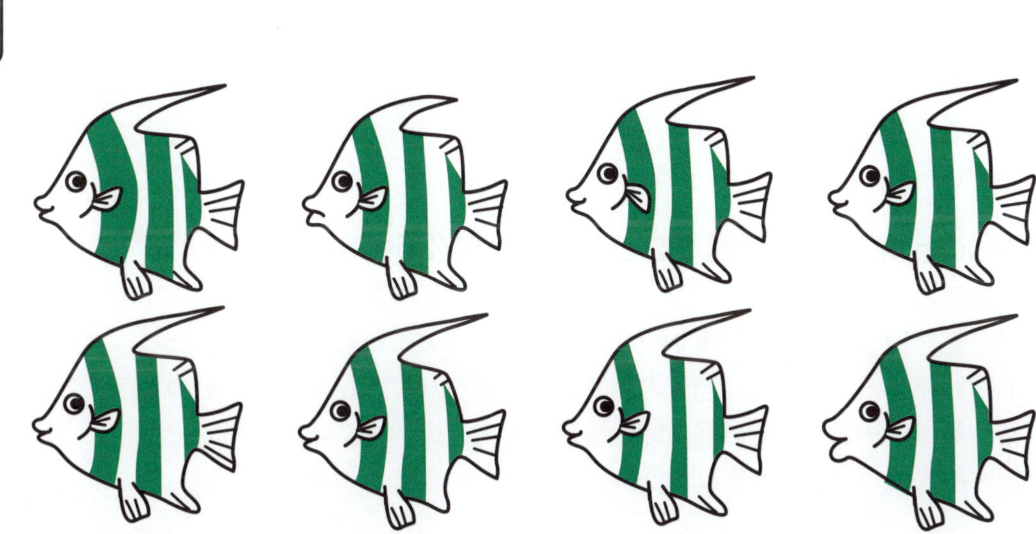

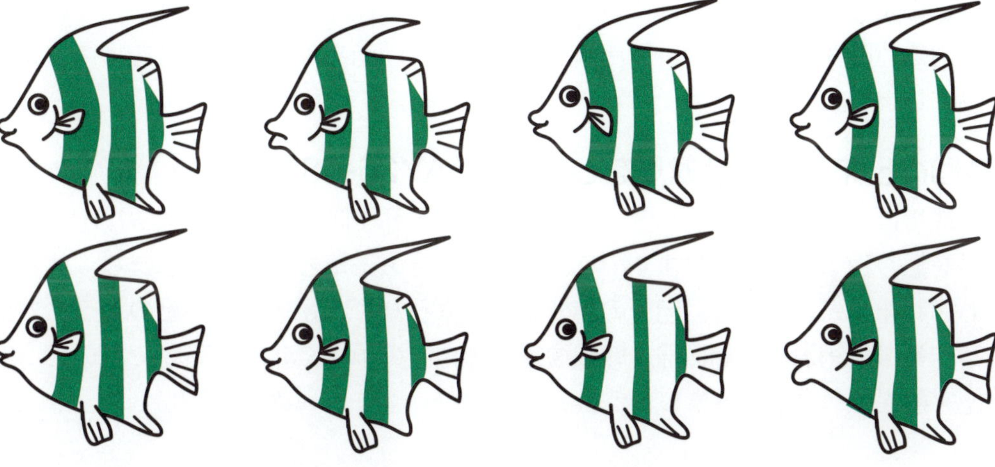

DAY 3　再発予防に活かすためのワーク

月　　日（　）

実際のワークに入る前にこのワークの目的を説明しましょう。

再発予防編の目的

心の健康問題は再燃・再発が多いことがよく知られています。それは、療養中は仕事のストレスから離れているために症状が軽快するものの、職場復帰後、以前と同じような職場のストレスにさらされると、同じような症状を発症してしまうことが多いためです。もちろん、職場にストレスを軽減してもらうように一定の配慮をお願いすることも重要ですが、やはり職場が労働の対価としてお金をもらう場である以上、一定のストレスは避けることができません。

そこで、再発予防編では、職場復帰後に心の健康問題が再燃・再発しないように、自らの特徴を把握し、コミュニケーションスキルを磨き、前向きな考え方を身につけるとともに、今回の発症の原因ときちんと向き合い、ストレスへの対応策を整理します。

◎自分の対人交流のパターンを知ろう【DAY4-12】

職場での人間関係に強いストレスを感じたことのある方は少なくないでしょう。しかし、誰ともコミュニケーションをとらずに仕事をすることは不可能ですから、ストレスを減らすためには、コミュニケーションスキルを磨くことが必要です。

相手を変えることはできませんが、自分の性格傾向を把握することで、職場のコミュニケーションを円滑にしやすくなります。そこで、まずはじめに、自己分析ツール（エゴグラム）を利用して自分の対人交流のパターンを知り、必要に応じて、改善プランを考えてみましょう。

◎コミュニケーションスキルを磨こう【DAY13-18】

職場で自分の苦手な仕事を頼まれてしまった時や、自分の仕事のペースを乱されてしまった時など、さまざまな場面で自分の気持ちをうまく相手に伝えることができずに、嫌な気持ちになった経験のある方も多いのではないでしょうか？

相手を傷つけずに、自分の気持ちを上手に伝える技術として、アサーションという技法があります。DAY13～18で、このコミュニケーションスキルについて学んでみましょう。

◎前向きで柔軟な認知を獲得しよう【DAY19-25】

職場で些細な失敗をして、周囲から非難されたときの反応として「自分はもうダメだ」「また失敗するかもと思うと、怖くて仕事が手につかない」などという負の感情を抱く方と「些細な失敗でよかった」「これを勉強の機会と捉え、次に失敗しない方法を考えよう」という前向きな感情を抱く方がいます。

このように、同じ出来事でもそれをどのように捉えるのかによって、その結果として生じる心の反応や対処行動が大きく異なってきます。そこで、前向きで柔軟な思考を獲得するポイントについて学んでみましょう。

◎今回の出来事の振り返りをしよう【DAY26-28】

最後に自分の病歴を振り返り、その中から再発予防のヒントを見つけ出す作業を行います。以前の状態を振り返ることになりますので、つらいときの気持ちを思い出したり、体調に変化があったりするかもしれません。しかし、自分の内外でどのようなことが起こり、どのように対応したかを改めて整理する作業は、円滑な職場復帰と職場復帰後の再発の予防に非常に有効ですので、無理のない範囲で今回の出来事を振り返ってみましょう。

→明日から対人交流について、学んでいきましょう。

生活記録

	今日の生活記録	明日の予定
	月　　日	月　　日
5:00		
6:00		
7:00		
8:00		
9:00		
10:00		
11:00		
12:00		
13:00		
14:00		
15:00		
16:00		
17:00		
18:00		
19:00		
20:00		
21:00		
22:00		
23:00		
0:00		
1:00		
2:00		
3:00		
4:00		
睡眠時間	(時間)	(時間)
外出時間	(時間)	(時間)
歩数	(歩)	(歩)

気分や意欲など

大変良い …5　まあまあ良い… 4　普通 …3
あまり良くない… 2　大変悪い… 1

気分	意欲	睡眠	食欲	主観的健康度※

※「気分」、「意欲」、「睡眠」、「食欲」の合計点

第1週終了(DAY7)時点の到達目標

・仕事に間に合う時間に起床できるようになる。
・徐々に外出時間を増やし、半日程度(4時間以上)家の外で過ごせるようになる。

今日の食生活(朝・昼・晩・間食)

朝	
昼	
晩	
間食	

今日の「思考能力回復のためのワーク」の内容(図書館などで行ったワークの内容)

今日一日を振り返っての気付きと感想

明日一日の目標(意識したいこと)

DAY 4 思考能力回復のためのワーク

月　　日（　）

次の計算をしましょう

単純な計算をなるべく早く行い、脳を活性化させましょう。

9 + 8 = □	7 × 9 = □	2 × 7 = □
5 × 3 = □	2 + 5 = □	35 ÷ 7 = □
6 − 5 = □	24 ÷ 8 = □	7 − 4 = □
8 × 1 = □	6 − 2 = □	7 + 7 = □
3 × 2 = □	4 × 8 = □	4 × 3 = □
5 ÷ 5 = □	17 − 9 = □	5 − 3 = □
6 + 2 = □	8 × 3 = □	8 − 2 = □
5 × 1 = □	8 ÷ 1 = □	15 ÷ 5 = □
8 − 4 = □	6 + 3 = □	9 + 4 = □
8 ÷ 2 = □	42 ÷ 7 = □	2 × 5 = □
22 − 9 = □	6 × 5 = □	5 × 5 = □
8 − 3 + 9 = □	12 − 5 + 1 = □	9 + 1 + 3 = □
16 + 6 − 8 = □	14 − 5 − 9 = □	8 + 8 − 5 = □
21 − 5 + 2 = □	7 − 8 + 4 = □	11 − 2 + 6 = □
12 − 2 − 5 = □	3 + 6 − 1 = □	5 + 9 − 5 = □
7 − 4 + 8 = □	4 − 1 + 4 = □	8 − 9 + 4 = □
3 + 2 − 5 = □	7 + 2 + 3 = □	5 + 5 − 8 = □
13 − 4 + 2 = □	13 − 7 + 6 = □	22 − 8 + 2 = □
1 + 9 − 9 = □	3 + 3 − 5 = □	9 + 2 − 8 = □
9 + 8 − 4 = □	22 − 3 + 2 = □	14 + 8 − 8 = □
14 − 2 − 2 = □	5 − 2 + 4 = □	7 − 1 − 3 = □
1 + 5 + 7 = □	4 + 7 + 2 = □	3 + 3 + 5 = □
4 + 6 − 3 = □	9 + 9 − 4 = □	16 − 7 − 1 = □

できるだけ早く2回音読しましょう。

哀愁のこころ――南禅寺の夜

久しぶりに帰省して親兄弟の中で一夜を過ごしたが、今朝別れて汽車の中にいるとなんとなく哀愁に胸を閉ざされ、窓外のしめやかな五月雨がしみじみと心にしみ込んで来た。大慈大悲という言葉の妙味が思わず胸に浮かんでくる。

　昨夜父は言った。お前の今やっていることは道のためにどれだけ役にたつのか、頽廃した世道人心を救うのにどれだけ貢献することができるのか。この問いには返事ができなかった。五六年前ならイキナリ反撥したかも知れない。しかし今は、父がこの問いを発する心持ちに対して、頭を下げないではいられなかった。父は道を守ることに強い情熱を持った人である。医は仁術なりという標語を片時も忘れず、その実行のために自己の福利と安逸とを捨てて顧みない人である。その不肖の子は絶えず生活をフラフラさせて、わき道ばかりにそれている。このごろは自分ながらその動揺に愛想がつきかかっている時であるだけに、父の言葉はひどくこたえた。

　実をいうと古美術の研究は自分にはわき道だと思われる。今度の旅行も、古美術の力を享受することによって、自分の心を洗い、そうして富まそう、というに過ぎない。もとより鑑賞のためにはいくらかの研究も必要である。また古美術の優れた美しさを同胞に伝えるために印象記を書くということも意味のないことではない。しかしそれは自分の中心の要求を満足させる仕事ではないのである。自分の興味は確かに燃えているが、しかしそれを自分の唯一の仕事とするほどに、――もしくは第一の仕事とするほどに、腹がすわっているわけではない。

　雨は終日しとしとと降っていた。煙ったように雲に半ば隠された比叡山の姿は、京都へ近づいてくる自分に、古い京のしっとりとした雰囲気をいきなり感じさせた。

（五月十七日）

和辻哲郎「古寺巡礼」より

熟語しりとり

二字熟語が続くように、□にあてはまる漢字を（　　）の中から選んで書きましょう。

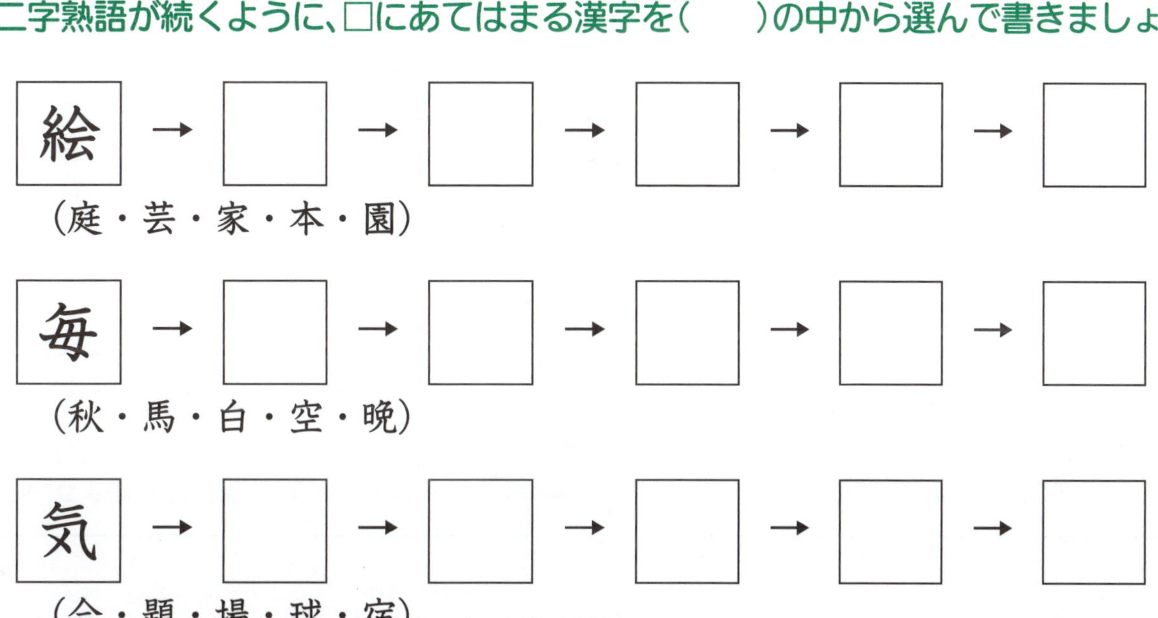

DAY 4　再発予防に活かすためのワーク

自分の対人交流のパターンを知ろう【DAY4-12】

自分の性格傾向を知ろう

強いストレスが長期にわたって続くと、心身にさまざまな影響がでてきます。うつ病などの病気はその代表例です。しかしながら、同じような状況でも、ストレスを強く感じてひどく落ち込む人もいれば、なんともない人もいます。ストレスへの耐性は、性格や考え方、価値観などに影響されます。職場にあるストレスそのものを完全に排除することはできませんが、自分自身の性格傾向に気づくことで、人間関係をスムーズにしてストレスを減らしたり、ストレスへの耐性を上げたりすることができます。

そこで、まずはじめに自分の心の特徴を理解しましょう。

◎エゴグラムによる自己分析

自分の性格傾向を知るために、ここでは心理療法の自己分析ツールであるエゴグラムを使います。エゴグラムは、正常、異常を判定するためのものではなく、あくまで、自分の性格を分析するためのものです。

エゴグラムに偏りがあっても、本人が変える必要がないと考えていたり、社会にうまく順応しているのであれば、無理に変える必要はありません。その一方で、ストレスをためやすい原因となっている性格などを変えたいと本人が思えば、その人の意思によって変えることができるものでもあります。

◎エゴグラムにおける5つの心の働き

エゴグラムでは、人の心は次の5つの心（要素）から成り立っていると考えます。どんな時にどんな要素がどんな強さで働くかは人によって異なっています。その働き方次第で、ストレスをためやすかったり、そうでなかったりもします。

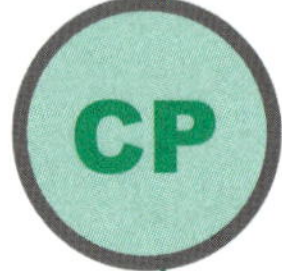

Critical Parent：厳格な親の要素
信念に従って行動する厳しい父親のような心

Nurturing Parent：養育的な親の要素
思いやりをもって世話をする優しい母親のような心

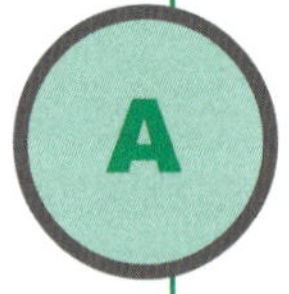

Adult：大人の要素
事実に基づいてものごとを判断しようとする冷静沈着な大人の心

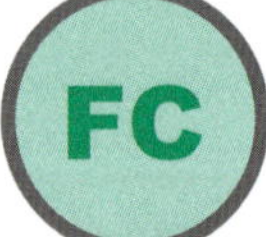

Free Child：自由奔放な子供の要素
自分の欲求のままにふるまい、感情をそのまま表す自由な子供のような心

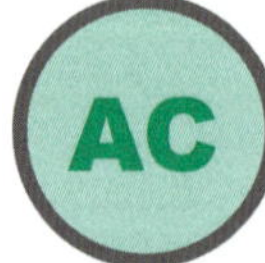

Adapted Child：優等生的な子供の要素
自分の本当の気持ちを抑えて相手の期待に添おうとする従順な子供のような心

→明日は性格傾向を知るための質問に答えてみましょう。

生活記録

	今日の生活記録	明日の予定
	月　日	月　日
5:00		
6:00		
7:00		
8:00		
9:00		
10:00		
11:00		
12:00		
13:00		
14:00		
15:00		
16:00		
17:00		
18:00		
19:00		
20:00		
21:00		
22:00		
23:00		
0:00		
1:00		
2:00		
3:00		
4:00		
睡眠時間	(時間)	(時間)
外出時間	(時間)	(時間)
歩数	(歩)	(歩)

気分や意欲など

大変良い …5　まあまあ良い… 4　普通 …3
あまり良くない… 2　大変悪い… 1

気分	意欲	睡眠	食欲	主観的健康度※

※「気分」、「意欲」、「睡眠」、「食欲」の合計点

第1週終了（DAY7）時点の到達目標

・仕事に間に合う時間に起床できるようになる。
・徐々に外出時間を増やし、半日程度（4時間以上）家の外で過ごせるようになる。

今日の食生活（朝・昼・晩・間食）

朝	
昼	
晩	
間食	

今日の「思考能力回復のためのワーク」の内容（図書館などで行ったワークの内容）

今日一日を振り返っての気付きと感想

明日一日の目標（意識したいこと）

DAY 5 思考能力回復のためのワーク

月　　日（　）

次の計算をしましょう

単純な計算をなるべく早く行い、脳を活性化させましょう。

19 − 11 =	15 × 2 =	36 ÷ 9 =
4 × 1 =	11 + 12 =	2 + 19 =
16 + 2 =	30 ÷ 15 =	16 − 9 =
2 × 10 =	14 − 10 =	3 + 15 =
19 − 9 =	8 × 2 =	14 − 8 =
16 + 3 =	13 − 7 =	18 + 1 =
9 × 5 =	14 − 9 =	6 × 7 =
3 × 9 =	10 + 5 =	15 − 6 =
4 + 9 =	17 − 6 =	16 + 6 =
11 ÷ 1 =	32 ÷ 8 =	13 − 5 =
17 − 12 =	6 × 3 =	7 × 7 =
15 + 1 − 9 =	2 − 1 + 1 =	2 + 4 − 6 =
11 − 6 + 8 =	16 − 2 + 9 =	13 − 8 + 5 =
15 − 7 − 2 =	8 − 2 + 4 =	23 − 3 + 2 =
7 + 1 − 5 =	17 + 3 − 1 =	12 + 9 − 6 =
16 + 7 − 8 =	4 + 2 + 4 =	2 + 6 + 5 =
7 − 6 + 5 =	7 − 7 + 3 =	11 + 6 − 7 =
10 − 5 − 2 =	13 − 3 + 6 =	18 − 7 + 5 =
2 + 7 + 9 =	3 + 2 − 5 =	4 + 9 − 6 =
15 − 9 + 4 =	22 − 6 − 2 =	9 − 5 + 4 =
5 − 2 + 2 =	5 + 6 − 4 =	7 − 2 + 1 =
10 − 1 + 7 =	4 + 2 + 2 =	5 + 7 + 6 =
4 + 5 − 3 =	9 + 9 − 4 =	24 − 7 − 8 =

できるだけ早く2回音読しましょう。

十年前、十六歳の少年の僕は学校の裏山に寝ころがって空を流れる雲を見上げながら、「さて将来何になったものだろう。」などと考えたものです。大文豪、結構。大金持、それもいい。総理大臣、一寸わるくないな。全く此の中のどれにでも直ぐになれそうな気でいたんだから大したものです。所でこれらの予想の外に、その頃の僕にはもう一つ、極めて楽しい心秘かなのぞみがありました。それは「仏蘭西へ行きたい。」ということなのです。別に何をしに、というんでもない、ただ遊びに行きたかったのです。何故特別に仏蘭西を択んだかといえば、恐らくそれは此の仏蘭西といふ言葉の響きが、今でも此の国の若い人々の上にもっている魅力のせいでもあったでしょうが、又同時に、その頃、私の読んでいた永井荷風の「ふらんす物語」と、これは生田春月だか上田敏だかの訳の「ヴェルレエヌ」の影響でもあったようです。顔中到る所に吹出した面皰をつぶしながら、分ったような顔をして、ヴェルレエヌの邦訳などを読んでいたんですから、全く今から考えてもさぞ鼻持のならない、「いやみ」な少年だったでしょうが、でもその頃は大真面目で「巷に雨の降る如く我の心に涙」を降らせていたわけです。そういうわけで、僕は仏蘭西へ――わけても、此の「よいどれ」の詩人が、そこの酒場でアブサンを呷り、そこのマロニエの並木の下を蹣跚とよろめいて行った、あのパリへ行きたいと思ったのです。シャンゼリゼエ、ボア・ド・ブウロンニュ、モンマルトル、カルチエ・ラタン、……学校の裏山に寝ころんで空を流れる雲を見上げながら幾度僕はそれらの上に思いを馳せたことでしょう。

さて、それから春風秋雨、ここに十年の月日が流れました。かつて抱いた希望の数々は顔の面皰と共に消え、昔は遠く名のみ聞いていたムウラン・ルウヂュと同名の劇団が東京に出現した今日、横浜は南京町のアパートでひとり侘しく、くすぶっている僕ですが、それでも、たまに港の方から流れてくる出帆の汽笛の音を聞く時などは、さすがに、その昔の、夢のような空想を思出して、懐旧の情に堪えないようなこともあるのです。そういう時、机の上に拡げてある書物には意地悪くも、こんな文句が出ていたりする。

ふらんすへ行きたしと思えど
ふらんすはあまりに遠し
せめては新しき背広をきて
気ままなる旅にいでてみん……

「ははあ、此の詩人も御多分に洩れず、あまり金持でないと見えるな。」と、そう思いながら僕も滅入った気持を引立てようと此の詩人に倣って、（仏蘭西へ行けない腹癒せに、）せめては新しく背広なりと着て、――いや冗談じゃない、そんな贅沢ができるものか。せめては新しい帽子――いや、それでもまだ贅沢すぎる。ええ、せめては新しきネクタイ位で我慢しておいて、さて、財布の底を一度ほじくりかえして見てから、散歩にと出掛けて行くのです。丁度、十年前憶えたヴェルレエヌの句そのまま、「秋の日のヴィヲロンの、溜息の身にしみて、ひたぶるにうらがなし」い気持に充されながら。

中島敦「十年」より

単語記憶テスト

次の言葉を２分間でできるだけたくさん覚えてください。
その後、本冊子を閉じて覚えた言葉をメモ用紙などにできるだけ多く書き出しましょう。

こたつ	まぶた	まりね	ちかさ	くもり
えほん	てれび	あぐら	むすめ	わぎり
ひかり	せいじ	きつね	かげえ	でんち
みぎて	じどう	しばふ	じじつ	はにわ
ななめ	しんろ	たかさ	かえる	がいや

DAY 5 再発予防に活かすためのワーク

自分の対人交流のパターンを知ろう【DAY4-12】

●性格を知るための 50 の質問

自分に当てはまるものには○(2点)、当てはまらないものには×(0点)、どちらでもないものには△(1点)をつけてください。できるだけ△を使用しないようにすると特徴が反映されやすくなります。

	質 問	答え(点)
CP	他人の長所よりも欠点が目に付く	
	子供や部下を厳しく教育する	
	他人の不正や無責任な行動が許せない	
	自分の倫理観、道徳観を人に押し付けがちである	
	気が短く頑固だと指摘されたことがある	
	義理と人情を重視する	
	部下や後輩からの助言には耳を傾けない	
	何事も批判的に見てしまう癖がある	
	物事の白黒をはっきりさせないと気がすまない	
	他人のミスや欠点などを執拗に指摘する	
	合計点	

	質 問	答え(点)
NP	困った人を見るとつい手助けをしたくなる	
	ボランティア活動や慈善活動に喜んで参加する	
	人の面倒を見たり世話をしたりすることが好きだ	
	人の長所に気づき、誉めることが得意だ	
	他人の失敗や落ち度に対して寛大である	
	他人から、あなたといると癒されるといわれる	
	子供や赤ちゃんの世話をすることが得意だ	
	他人が幸福になることをうれしく思う	
	悲しんだり落ち込んでいる人を見たら励ますより慰める	
	感情移入することが多く、涙もろい	
	合計点	

	質 問	答え(点)
A	何ごとも情報を集めてから計画的に行動する	
	話をするときに数字やデータを交えることが多い	
	何ごとも事実に基づいて客観的に判断する	
	仕事はできる限り能率的・効率的に行う	
	感情的にならず理性的に対処できる	
	他人の意見は賛否両論をきき、参考にする	
	物事の要点をわかりやすくまとめられる	
	衝動買いや無駄遣いはしない	
	自分にとって損か得かを冷静沈着に検討できる	
	過去の失敗を参考に将来の見通しを立てる	
	合計点	

	質 問	答え(点)
FC	好奇心が強い	
	周囲の人たちと騒いだり、はしゃぐことが好きだ	
	大人数で集まる席で陽気にふるまうことができる	
	遊びの雰囲気に抵抗なくとけこめる	
	冗談を言ったり人を楽しませたりすることが得意だ	
	喜怒哀楽の感情が表に出やすい	
	活発で積極的な性格だと思う	
	自分は自由でわがままな方だ	
	子供や動物と我を忘れて遊べる	
	旅行や娯楽を心の底から楽しめる	
	合計点	

	質 問	答え(点)
AC	嫌なことをいやと言えずに我慢してしまう	
	他人の反対で自分の考えを変えてしまうことが多い	
	劣等感が強く遠慮しがちで消極的である	
	他人の顔色をうかがい、機嫌を取るような行動をする	
	無理をして他人からよく思われるように行動する	
	何かをするときに他人の思惑が気になり決断できない	
	他の人たちが決めたことは無抵抗に従う方が楽だ	
	後悔の念や挫折感を味わうことが多い	
	自己満足感より他者からの評価の方が重要だ	
	遠慮しがちで消極的であるといわれる	
	合計点	

〈記入例〉

高い	15～20	19～20	19～20	18～20	17～20
やや高い	11～14	17～18	15～18	15～17	12～16
標準	5～10	11～16	9～14	9～14	6～11
やや低い	2～4	7～10	4～8	5～8	2～5
低い	0～1	0～6	0～3	0～4	0～1
	CP	NP	A	FC	AC

項目ごとに合計点を計算して下の表の当てはまるところに○をつけましょう。次に、○がついたところを結んでグラフを作成しましょう。

高い	15～20	19～20	19～20	18～20	17～20
やや高い	11～14	17～18	15～18	15～17	12～16
標準	5～10	11～16	9～14	9～14	6～11
やや低い	2～4	7～10	4～8	5～8	2～5
低い	0～1	0～6	0～3	0～4	0～1
	CP	NP	A	FC	AC

→明日は、5 つの項目の高低による性格傾向の違いをみていきます。

生活記録

	今日の生活記録 月　　日	明日の予定 月　　日
5:00		
6:00		
7:00		
8:00		
9:00		
10:00		
11:00		
12:00		
13:00		
14:00		
15:00		
16:00		
17:00		
18:00		
19:00		
20:00		
21:00		
22:00		
23:00		
0:00		
1:00		
2:00		
3:00		
4:00		
睡眠時間	(時間)	(時間)
外出時間	(時間)	(時間)
歩数	(歩)	(歩)

気分や意欲など

大変良い …5　まあまあ良い… 4　普通 …3
あまり良くない… 2　大変悪い… 1

気分	意欲	睡眠	食欲	主観的健康度※

※「気分」、「意欲」、「睡眠」、「食欲」の合計点

第1週終了(DAY7)時点の到達目標

・仕事に間に合う時間に起床できるようになる。
・徐々に外出時間を増やし、半日程度(4時間以上)家の外で過ごせるようになる。

今日の食生活(朝・昼・晩・間食)

朝	
昼	
晩	
間食	

今日の「思考能力回復のためのワーク」の内容(図書館などで行ったワークの内容)

今日一日を振り返っての気付きと感想

明日一日の目標(意識したいこと)

DAY 6 思考能力回復のためのワーク

月　　日（　）

次の計算をしましょう

単純な計算をなるべく早く行い、脳を活性化させましょう。

9 + 1 = □	2 + 8 = □	1 + 9 = □
42 ÷ 6 = □	8 × 3 = □	15 ÷ 5 = □
5 − 2 = □	6 + 9 = □	17 − 5 = □
8 × 6 = □	5 ÷ 1 = □	2 × 9 = □
6 × 2 = □	8 − 2 = □	20 ÷ 5 = □
21 − 3 = □	3 × 5 = □	6 × 8 = □
72 ÷ 9 = □	24 ÷ 8 = □	13 + 9 = □
5 × 6 = □	24 ÷ 4 = □	9 × 2 = □
26 − 8 = □	2 + 3 = □	17 − 9 = □
11 + 3 = □	5 × 7 = □	25 − 7 = □
32 ÷ 8 = □	18 − 1 = □	22 ÷ 2 = □
5 + 6 − 2 = □	11 − 8 + 4 = □	14 + 9 − 2 = □
8 − 8 + 4 = □	16 − 6 + 3 = □	7 − 1 + 3 = □
18 − 9 − 2 = □	22 − 5 + 7 = □	15 − 9 + 1 = □
2 + 3 − 4 = □	6 + 8 − 1 = □	11 + 7 − 5 = □
6 + 8 − 5 = □	1 + 3 + 8 = □	5 + 2 + 4 = □
8 − 5 + 8 = □	13 − 9 + 1 = □	9 + 4 − 6 = □
19 − 8 − 9 = □	19 − 1 + 3 = □	5 − 5 + 8 = □
12 + 1 + 2 = □	16 + 2 − 7 = □	5 + 8 − 9 = □
13 − 4 + 2 = □	18 − 5 − 2 = □	19 − 8 + 3 = □
21 − 6 + 1 = □	10 + 7 − 7 = □	5 − 2 + 8 = □
15 − 9 + 8 = □	18 + 1 + 6 = □	8 + 6 + 5 = □
14 + 4 − 3 = □	5 + 8 − 3 = □	17 − 8 − 6 = □

できるだけ早く2回音読しましょう。

山路を登りながら、こう考えた。

智に働けば角が立つ。情に棹させば流される。意地を通せば窮屈だ。とかくに人の世は住みにくい。

住みにくさが高じると、安い所へ引き越したくなる。どこへ越しても住みにくいと悟った時、詩が生れて、画が出来る。

人の世を作ったものは神でもなければ鬼でもない。やはり向う三軒両隣りにちらちらするただの人である。ただの人が作った人の世が住みにくいからとて、越す国はあるまい。あれば人でなしの国へ行くばかりだ。人でなしの国は人の世よりもなお住みにくかろう。

越す事のならぬ世が住みにくければ、住みにくい所をどれほどか、寛容て、束の間の命を、束の間でも住みよくせねばならぬ。ここに詩人という天職が出来て、ここに画家という使命が降る。あらゆる芸術の士は人の世を長閑にし、人の心を豊かにするがゆえに尊とい。

住みにくき世から、住みにくき煩いを引き抜いて、ありがたい世界をまのあたりに写すのが詩である、画である。あるは音楽と彫刻である。こまかに言えば写さないでもよい。ただまのあたりに見れば、そこに詩も生き、歌も湧く。着想を紙に落さぬとも璆鏘の音は胸裏に起る。丹青は画架に向って塗抹せんでも五彩の絢爛はおのずから心眼に映る。ただおのが住む世を、かく観じ得て、霊台方寸のカメラに澆季溷濁の俗界を清くうららかに収め得れば足る。このゆえに無声の詩人には一句なく、無色の画家には尺縑なきも、かく人世を観じ得るの点において、かく煩悩を解脱するの点において、かく清浄界に出入し得るの点において、またこの不同不二の乾坤を建立し得るの点において、我利私欲の羈絆を掃蕩するの点において、――千金の子よりも、万乗の君よりも、あらゆる俗界の寵児よりも幸福である。

夏目漱石「草枕」より

ナンバープレイス（ナンプレ）

空欄すべてを埋めましょう。

ルール

①すべてのタテ列、横列に１から９までの数字がひとつずつ入ります。

②太い線で囲まれた３マス×３マスのブロックには、１から９までの数字がひとつずつ入ります。

※問題の解き方のコツについては、インターネットなどで検索しても構いません。

					4	1		
	2	8		9		3	4	
5	3		6				7	
7				3		6		
	6		9		5		1	
		9		4				2
	5				8		3	4
	9	1		2		5	8	
		3	7					

（出題　タイムインターメディア）

DAY 6 再発予防に活かすためのワーク

自分の対人交流のパターンを知ろう【DAY4-12】

●5つの心の働きの強さについて

5つの心の働きの高低による性格傾向の違いについてみていきます。DAY5の結果をもとに自分の高い項目、低い項目をみてみましょう。高い項目は、行動を決める大きな要素になっています。

高い項目	低い項目

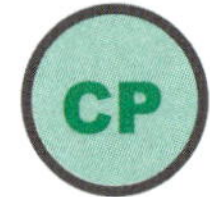

【高い人の特徴】

責任感が強く、社会秩序を重んじ、ダメなことはダメときちんと言えるタイプです。それゆえに、頑固で自分の価値観を人に押し付けすぎてしまい、人のことを非難してしまう傾向があります。

【低い人の特徴】

おっとりしていて友好的で臨機応変にものごとに対応できるタイプです。その反面、時間やお金、約束にルーズなことが多く、何事にも適当と思われてしまう側面があります。

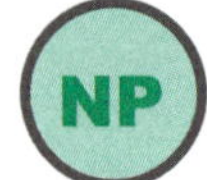

【高い人の特徴】

世話好きで、親身になって人の面倒をみる保護的な優しさが特徴といえます。その親切心から、人に尽くしすぎてしまい、おせっかいとか甘やかしすぎなどと思われてしまうこともあります。

【低い人の特徴】

人間関係が淡泊でサッパリとしており、マイペースであるといった特徴があります。その反面、温かみがないとか、思いやりに欠けるという、少し冷たい印象を与えてしまうことがあります。

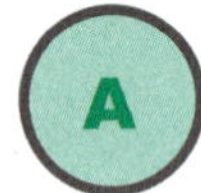

【高い人の特徴】

事実に基づいて論理的かつ冷静沈着にものごとを進める傾向があります。それゆえに、やや機械的、打算的、計算高くユーモアに欠けるといった印象を与えてしまうことがあります。

【低い人の特徴】

人間味があり、お人好しで純朴な特徴があります。その反面、主観に頼った判断をすることが多く、考えが計画性に欠けていたり、現実離れしてしまったりすることがあります。

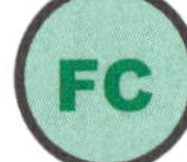

【高い人の特徴】

好奇心があり、明るくて無邪気でチャレンジ精神が旺盛な一面があります。直観的にものごとをとらえることが得意なため、感情的になったり、自己中心的でわがままな振る舞いをしたりしてしまうことがあります。

【低い人の特徴】

おとなしくて控えめで、調子に乗りすぎない落ち着いた特質の持ち主といえます。その反面、ものごとを素直に楽しめなかったり、元気が足りずに暗い印象を与えてしまったりすることがあります。

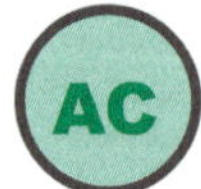

【高い人の特徴】

人の意見をしっかりと聞き、他人に寛大で、協調性があります。また、他者からの評価が気になり、遠慮しがちで、他人の意見に流されやすい一面があります。

【低い人の特徴】

積極的で活発なため、自主性に富み、自分の意見をはっきりと伝えることができます。その反面、相手に妥協することが得意ではなく、他人の意見を十分に尊重できず、自分勝手に行動してしまうことがあります。

→明日からは、昨日書いたエゴグラムのパターンについてみていきましょう。

生活記録

	今日の生活記録	明日の予定
	月　日	月　日
5:00		
6:00		
7:00		
8:00		
9:00		
10:00		
11:00		
12:00		
13:00		
14:00		
15:00		
16:00		
17:00		
18:00		
19:00		
20:00		
21:00		
22:00		
23:00		
0:00		
1:00		
2:00		
3:00		
4:00		
睡眠時間	(時間)	(時間)
外出時間	(時間)	(時間)
歩数	(歩)	(歩)

気分や意欲など

大変良い …5　まあまあ良い… 4　普通 …3
あまり良くない… 2　大変悪い… 1

気分	意欲	睡眠	食欲	主観的健康度※

※「気分」、「意欲」、「睡眠」、「食欲」の合計点

第1週終了(DAY7)時点の到達目標

・仕事に間に合う時間に起床できるようになる。
・徐々に外出時間を増やし、半日程度(4時間以上)家の外で過ごせるようになる。

今日の食生活(朝・昼・晩・間食)

朝	
昼	
晩	
間食	

今日の「思考能力回復のためのワーク」の内容(図書館などで行ったワークの内容)

今日一日を振り返っての気付きと感想

明日一日の目標(意識したいこと)

DAY 7 思考能力回復のためのワーク

月　　日（　）

次の計算をしましょう

単純な計算をなるべく早く行い、脳を活性化させましょう。

18 ÷ 6 =	21 − 18 =	16 ÷ 2 =
21 − 4 =	18 − 11 =	18 − 2 =
14 + 7 =	3 + 10 =	13 + 9 =
63 ÷ 7 =	28 ÷ 7 =	32 ÷ 8 =
19 − 16 =	7 − 7 =	16 + 1 =
24 − 17 =	11 − 6 =	24 − 16 =
10 + 6 =	3 × 9 =	17 + 6 =
30 ÷ 5 =	12 + 5 =	15 ÷ 3 =
23 − 19 =	8 × 6 =	11 × 5 =
12 ÷ 2 =	14 ÷ 7 =	13 + 10 =
17 − 8 =	9 × 7 =	4 × 7 =
9 − 9 + 9 =	19 − 18 + 9 =	9 + 10 − 1 =
18 − 12 + 9 =	23 − 8 − 6 =	12 + 11 + 2 =
8 + 11 − 7 =	13 − 6 + 2 =	11 − 6 − 3 =
16 − 5 − 9 =	5 + 19 − 11 =	5 + 19 − 6 =
19 + 9 − 8 =	5 + 13 + 8 =	3 + 6 + 15 =
22 − 9 + 1 =	13 + 7 − 18 =	3 + 9 − 6 =
27 − 13 − 8 =	22 − 5 − 15 =	25 − 1 + 9 =
5 + 12 + 4 =	12 + 5 − 2 =	12 + 5 − 9 =
5 − 4 + 8 =	22 − 1 − 19 =	18 − 16 + 15 =
8 + 12 + 6 =	13 + 6 − 18 =	15 − 6 + 16 =
26 − 16 + 9 =	10 + 6 + 2 =	13 + 4 + 10 =
6 + 13 − 14 =	9 + 8 − 15 =	10 + 11 − 4 =

できるだけ早く2回音読しましょう。

牛はのろのろと歩く
牛は野でも山でも道でも川でも
自分の行きたいところへは
まっすぐに行く
牛はただでは飛ばない、ただでは躍らない
がちり、がちりと
牛は砂を掘り土を掘り石をはねとばし
やっぱり牛はのろのろと歩く
牛は急ぐ事をしない
牛は力一ぱいに地面を頼って行く
自分を載せている自然の力を信じきって行く
ひと足、ひと足、牛は自分の道を味わって行く
ふみ出す足は必然だ
うわの空の事ではない
是でも非でも
出さないではいられない足を出す
牛だ
出したが最後
牛はあとへはかえらない
足が地面へめり込んでもかえらない
そしてやっぱり牛はのろのろと歩く
牛はがむしゃらではない
けれどもかなりがむしゃらだ
邪魔なものは二本の角にひっかける
牛は非道をしない
牛はただ為たい事をする
自然に為たくなる事をする
牛は判断をしない
けれども牛は正直だ
牛は為たくなって為た事に後悔をしない
牛の為た事は牛の自信を強くする
それでもやっぱり牛はのろのろと歩く
何処までも歩く
自然を信じ切って
自然に身を任して
がちり、がちりと自然につっ込み食い込んで
遅れても、先になっても
自分の道を自分で行く
雲にものらない
雨をも呼ばない
水の上をも泳がない
堅い大地に蹄をつけて
牛は平凡な大地を行く
やくざな架空の地面にだまされない
ひとをうらやましいとも思はない
牛は自分の孤独をちゃんと知っている
牛は食べたものを又食べながら
じっと寂しさをふんごたえ
さらに深く、さらに大きい孤独の中にはいって行く
牛はもうと啼いて
その時自然によびかける
自然はやっぱりもうとこたえる
牛はそれにあやされる
そしてやっぱり牛はのろのろと歩く
牛は馬鹿に大まかで、かなり無器用だ
思い立ってもやるまでが大変だ
やりはじめてもきびきびとは行かない
けれども牛は馬鹿に敏感だ
三里さきのけだものの声をききわける
最善最美を直覚する
未来を明らかに予感する
見よ
牛の眼は叡智にかがやく
その眼は自然の形と魂とを一緒に見ぬく
形のおもちゃを喜ばない
魂の影に魅せられない
うるおいのあるやさしい牛の眼
まつ毛の長い黒眼がちの牛の眼
永遠を日常によび生かす牛の眼
牛の眼は聖者の目だ
牛は自然をその通りにじっと見る
見つめる
きょろきょろときょろつかない
眼に角も立てない
牛が自然を見る事は牛が自分を見る事だ
外を見ると一緒に内が見え
内を見ると一緒に外が見える
これは牛にとっての努力じゃない
牛にとっての当然だ
そしてやっぱり牛はのろのろと歩く
牛は随分強情だ
けれどもむやみとは争はない
争わなければならない時しか争わない
ふだんはすべてをただ聞いている
そして自分の仕事をしている
生命(いのち)をくだいて力を出す
牛の力は強い
しかし牛の力は潜力だ
弾機(ばね)ではない
ねじだ
坂に車を引き上げるねじの力だ
牛が邪魔者をつっかけてはねとばす時は
きれ離れのいい手際だが
牛の力はねばりっこい
邪悪な闘牛者(トレアドル)の卑劣な刃(やいば)にかかる時でも
十本二十本の槍を総身に立てられて
よろけながらもつっかける
つっかける
牛の力はこうも悲壮だ
牛の力はこうも偉大だ
それでもやっぱり牛はのろのろと歩く
何処までも歩く
歩きながら草を食う
大地から生えている草を食う
そして大きな体を肥(こや)す
利口でやさしい眼と
なつこい舌と
かたい爪と
厳粛な二本の角と
愛情に満ちた啼声と
すばらしい筋肉と
正直な涎(よだれ)を持った大きな牛
牛はのろのろと歩く
牛は大地をふみしめて歩く
牛は平凡な大地を歩く

高村光太郎「牛」より

次の文章で間違っている漢字（1か所）を訂正しましょう。

- きれいな着物を着た丸坊頭の少年が立っていた。
- ユーモアの効いた一言で絶対絶命のピンチを脱した。
- 疎縁になっていた友人と久しぶりに再会した。
- 応援しているチームが逆点満塁ホームランで勝利した。
- 彼には、強い後ろ立てがついているという噂がある。

DAY 7 再発予防に活かすためのワーク

自分の対人交流のパターンを知ろう【DAY4-12】

●エゴグラムの見方

グラフの形は、性格の特性を表すもので、「良い」「悪い」はありません。また理想のグラフもありません。大切なことは、グラフは今のあなたを表したものに過ぎず、今後、変わっていくものでもあり、変えることができるものでもあるということです。

●エゴグラムはどのタイプ

グラフが描く形ごとに性格傾向に特徴があります。自分のグラフと似た形を見つけて、参考にしてみてください。

※本誌では、紙面の都合上すべてのパターンの掲載はしていません。エゴグラムに関するさまざまな書籍が出版されていますので、興味があれば、図書館で過ごす時間などで理解を深めてもらえればと思います。エゴグラムは心理療法の理論のひとつである交流分析のツールです。

各タイプのグラフ共通の目盛り表：

	CP	NP	A	FC	AC
高い	15～20	19～20	19～20	18～20	17～20
やや高い	11～14	17～18	15～18	15～17	12～16
標準	5～10	11～16	9～14	9～14	6～11
やや低い	2～4	7～10	4～8	5～8	2～5
低い	0～1	0～6	0～3	0～4	0～1

右下がり型　CP優位型

【性格】
責任感が強く、リーダシップをとります。自分にも他人にも厳しく、自分が正しいと思うと意見をまげない頑固さがあります。

【注意点】
頑固で自分の価値観を人に押し付けすぎてしまい、人のことを非難してしまう傾向があります。

への字型　NP優位型

【性格】
思いやりがあり、世話をやいたり、相談にのることが苦でありません。面倒見のよいタイプです。

【注意点】
親切心から、人に尽くしすぎてしまい、おせっかいとか甘やかしすぎなどと思われてしまうこともあります。

山型　A優位型

【性格】
論理的で計画的な行動が多く、仕事の上で有能な人も多いタイプです。人付き合いも下手ではありません。

【注意点】
無計画なこと、理不尽なことにはイライラしがちです。冷たい、何事も計算づくと思われることもあります。

逆への字型　FC優位型

【性格】
興味や関心にしたがって、自由に行動することができます。明るく、好かれることも多いタイプです。

【注意点】
周囲への気遣いが少なく、わがまま、腰が軽いと思われることがあります。

右上がり型　AC優位型

【性格】
人についていくことが多く、部下としては、仕事をこなせますが、先頭にたってものごとを進めるのは苦手です。

【注意点】
自分に自信が持てず、周りに流されやすいため、なにも意見をもっていない、甘えていると思われることがあります。

W字型

【性格】
自分に厳しく責任感や義務感が強いタイプです。なにごともきちんとやりとげようとします。

【注意点】
周囲への気遣いが強く、自己主張があまり得意でないため、ストレスをためすぎないようにする必要があります。

N字型

【性格】
人にやさしく、困っている人がいると気になります。自分の気持ちは隠すことがあります。

【注意点】
仕事を頼まれると断れないため、抱え込みすぎないように注意しましょう。

M字型

【性格】
人にやさしく、ほがらかなタイプです。規則に縛られるのを嫌います。

【注意点】
CPやAが低すぎる人は、規則やルールをやぶってしまいやすいので注意しましょう。

逆N字型

【性格】
自分にも他人にも厳しいタイプです。理想をかかげ、責任感をもって仕事に取り組みます。

【注意点】
人への思いやりや気遣いに欠ける点に注意が必要です。FCが低い人は援助を求めることが苦手です。

→DAY10（P.40）からは、エゴグラムの活かし方についてみていきましょう。

生活記録

	今日の生活記録	明日の予定
	月　日	月　日
5:00		
6:00		
7:00		
8:00		
9:00		
10:00		
11:00		
12:00		
13:00		
14:00		
15:00		
16:00		
17:00		
18:00		
19:00		
20:00		
21:00		
22:00		
23:00		
0:00		
1:00		
2:00		
3:00		
4:00		
睡眠時間	(時間)	(時間)
外出時間	(時間)	(時間)
歩数	(歩)	(歩)

気分や意欲など

大変良い …5　まあまあ良い… 4　普通 …3
あまり良くない… 2　大変悪い… 1

気分	意欲	睡眠	食欲	主観的健康度※

※「気分」、「意欲」、「睡眠」、「食欲」の合計点

第1週終了(DAY7)時点の到達目標

- 仕事に間に合う時間に起床できるようになる。
- 徐々に外出時間を増やし、半日程度(4時間以上)家の外で過ごせるようになる。

今日の食生活(朝・昼・晩・間食)

朝	
昼	
晩	
間食	

今日の「思考能力回復のためのワーク」の内容(図書館などで行ったワークの内容)

今週1週間を振り返っての気付きと感想(到達目標に対する自己評価も含めて)

明日(DAY8)、明後日(DAY9)は休養日です。
1週間の疲れもあると思いますので、生活リズムの乱れに注意しながら、少しゆったりと過ごしてください。
軽い運動は心身の疲れの回復につながりますので、無理のない程度に体を動かすと良いでしょう。

DAY 8 【コラム①】

月　　日（　）

ストレスの正体～良いストレスと悪いストレス～

ストレスとは

日頃何気なく耳にする『ストレス』という言葉、これはいったいどういう意味なのでしょう？『ストレス』という言葉の語源は、物理学の「物体に圧力を加えることで生じる歪み」という意味の言葉です。健康な心を空気がパンパンに入ったボールのようなものに例えると、ボールの形を変形させる外部からの刺激を『ストレッサー』、ボールの変形に対する心身の反応を『ストレス反応』と呼んでいるのです。このストレッサーとストレス反応は混同されがちで、ともに単にストレスと呼ばれることも多くあります。

よく、ストレスという言葉を聞くと「嫌なもの」、「つらいもの」といったマイナスなイメージのことを連想しがちですが、本来、ストレスとは外部環境からの刺激とそれに対する生体の反応のことを指しているのです。職場で働く以上、さまざまな出来事に遭遇し、変化を求められます。つまり、ストレスのない仕事などないということになります。

ストレスは人生のスパイス

それでは、この不可避なストレスをどのように捉えればよいのでしょうか。ストレス学説としてストレッサーの生体反応を明らかにしたカナダ人生理学者ハンス・セリエ（Hans Selye）は「ストレスとはエネルギーの発生状態である。周囲で起こった出来事に対して私達の心身がその状態に適応しようとエネルギーが発生している状態をストレスという」としています。また、セリエは「ストレスは人生のスパイスである」という有名な言葉を残しています。スパイスの効いていない料理は味気ないが、効きすぎた料理は食べられない。つまり人生においても適度なストレスが必要なのだということを示しているのです。

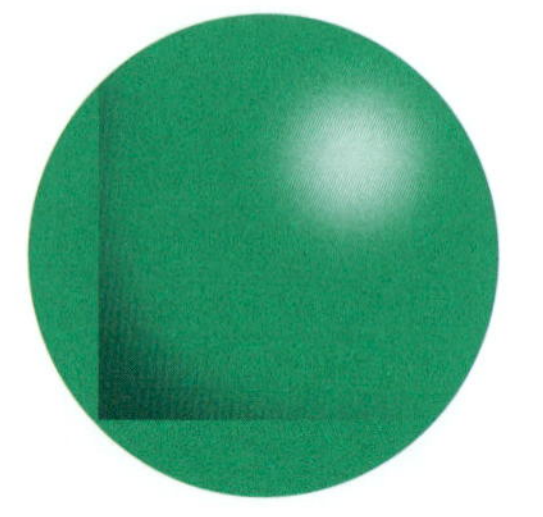

普段の心の状態

ストレスを受けた心の状態

良いストレスと悪いストレス

適度なストレスの概念については、生理心理学の基本法則であるヤーキーズ・ドッドソンの法則（Yerkes-Dodson's law）を表した右下の図を理解するとよいでしょう。

このグラフは、周囲に何の出来事も起こらず、何も変化が起きない平穏な状況では、人は退屈してしまい、十分なパフォーマンスを出すことができないが、良いストレスが生じると、活力がわき、楽しく、集中して最高のパフォーマンスを発揮できるようになることを示しています。しかし、ストレスレベルが高すぎると、次第に疲労感が強くなり、心身の健康問題へと発展してしまうということなのです。

この最高のパフォーマンスを引き出すための良いストレスとは、心地よい興奮や緊張を与えてくれるストレスを指します。例えば、「君に期待しているから、今度のプロジェクトはぜひ頑張ってくれよ。」と励まされれば、それは心地よい刺激としてやる気がアップすることが多いでしょう。しかし、「今度のプロジェクトには社運がかかっているんだ。失敗したら、社員全員が一家路頭に迷うぞ。寝ずに働いて絶対に成功させろ。」などといわれれば、興奮や緊張は度を超してしまい、多くの人がそのストレスに押しつぶされそうになるでしょう。このようなストレスが悪いストレスなのです。

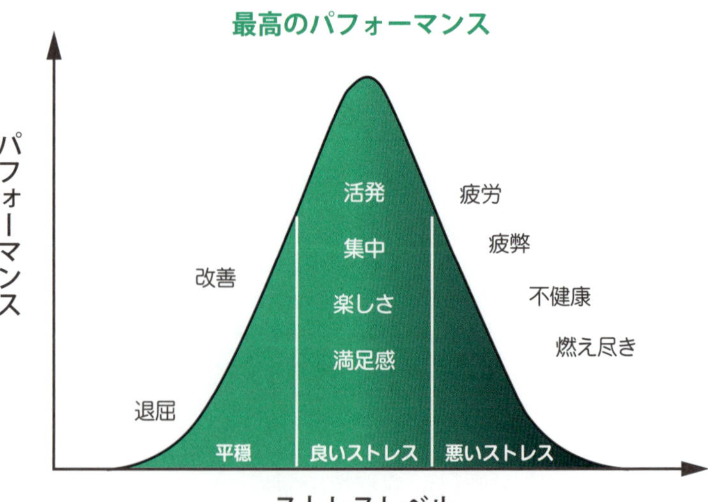

生活記録

	今日の生活記録	明日の予定
	月　　日	月　　日
5:00		
6:00		
7:00		
8:00		
9:00		
10:00		
11:00		
12:00		
13:00		
14:00		
15:00		
16:00		
17:00		
18:00		
19:00		
20:00		
21:00		
22:00		
23:00		
0:00		
1:00		
2:00		
3:00		
4:00		
睡眠時間	（時間）	（時間）
外出時間	（時間）	（時間）
歩数	（歩）	（歩）

気分や意欲など

大変良い …5　まあまあ良い… 4　普通 …3
あまり良くない… 2　大変悪い… 1

気分	意欲	睡眠	食欲	主観的健康度※

※「気分」、「意欲」、「睡眠」、「食欲」の合計点

今日の食生活（朝・昼・晩・間食）

朝	
昼	
晩	
間食	

今日楽しかったこと、嬉しかったこと

今日一日を振り返っての気付きと感想

休養日になると、生活リズムを乱してしまう方が少なくありません。
しかし、生活リズムの大きな乱れは、翌日以降の生活の立て直しを困難にしてしまいます。
平日と休日の起床時間の変化は、あっても1、2 時間程度に留めるように気をつけましょう。

DAY 9【コラム②】　　　　月　　日（　）

ストレスの正体～職業性ストレスモデル～

昨日は、職場におけるストレスは不可避なもので、ストレスは決して悪い影響ばかりではないことを説明しました。今日は、職場におけるストレスと心身の健康の関係についてみていくことにしましょう。

NIOSH の職業性ストレスモデル

職場におけるストレスと心身の健康の関係を理解するには、NIOSH（米国労働安全衛生研究所）の提唱する職業性ストレスモデルがわかりやすいでしょう。

ストレスは職場にのみ存在するのでなく、職場外のプライベートな場にも存在します。また、仕事が忙しいために家庭でイライラすることが多くなって、家族関係がぎくしゃくしたり、週末の時間を両親の介護に取られ、疲れがとれず、仕事で集中力が発揮できずミスを犯してしまったりと、職場のストレスと職場外のストレスが密接に関連していることも少なくありません。

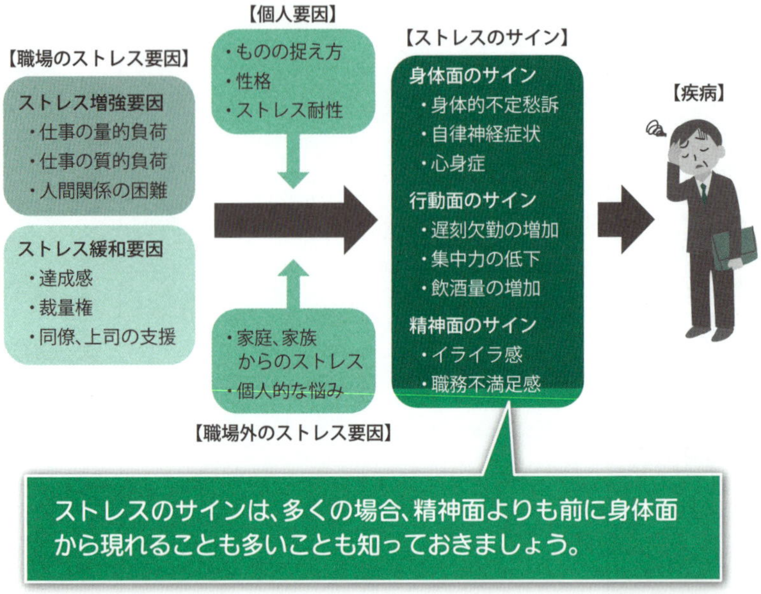

【職場のストレス要因】
ストレス増強要因
・仕事の量的負荷
・仕事の質的負荷
・人間関係の困難
ストレス緩和要因
・達成感
・裁量権
・同僚、上司の支援

【個人要因】
・ものの捉え方
・性格
・ストレス耐性

【職場外のストレス要因】
・家庭、家族からのストレス
・個人的な悩み

【ストレスのサイン】
身体面のサイン
・身体的不定愁訴
・自律神経症状
・心身症
行動面のサイン
・遅刻欠勤の増加
・集中力の低下
・飲酒量の増加
精神面のサイン
・イライラ感
・職務不満足感

【疾病】

ストレスのサインは、多くの場合、精神面よりも前に身体面から現れることも多いことも知っておきましょう。

（NIOSH 職業性ストレスモデルを元に筆者が改編）

ストレスは足し算で考える

右の表は、米国のトーマス・ホームズ博士らが提唱した「社会的再適応評価尺度」と呼ばれるもので、ある出来事が発生してから、普段通りの生活を取り戻すまでの時間の長さ、いわばある出来事の「ストレスの強さ」を点数化したものです。この点数の合計が1年間に150点を超えると約半数の人が、300点を超えると約8割の人が、その後1年以内に何らかの心身の不調をきたすとされています。この研究は1960年代のアメリカで行われたものなので、現代の日本にそのまま当てはめられるものではありませんが、さまざまな出来事から受けるストレスは加算されていくという概念を理解することには、大いに役立ちます。

ストレスイベント	点数	ストレスイベント	点数
配偶者の死	100	息子や娘が家を離れる	29
離　婚	73	親戚とのトラブル	29
夫婦別居生活	65	個人的な輝かしい成功	28
拘　留	63	妻の就職や離職	26
親族の死	63	就学・卒業	26
個人のけがや病気	53	生活条件の変化	25
結　婚	50	個人的習慣の修正	24
解雇・失業	47	上司とのトラブル	23
夫婦の和解・調停	45	労働条件の変化	20
退　職	45	住居の変更	20
家族の健康上の大きな変化	44	学校を変わる	20
妊　娠	40	レクリエーションの変化	19
性的障害	39	教会活動の変化	19
新たな家族構成員の増加	39	社会活動の変化	18
仕事の再調整	39	1万ドル以下の抵当（借金）	17
経済状態の大きな変化	38	睡眠習慣の変化	16
親友の死	37	団らんする家族の数の変化	15
転　職	36	食習慣の変化	15
配偶者との口論の大きな変化	35	休　暇	13
1万ドル以上の抵当（借金）	31	クリスマス	12
担保、貸付金の損失	30	些細な違法行為	11
仕事上の責任の変化	29		

ストレスマネジメントの基本 3 要素

職場にはさまざまなストレスが存在しますが、それが直ちに疾病をもたらすわけではありません。NIOSHの職業性ストレスモデルに戻ると、職場のストレスに対する修飾要因として、個人要因も重要だということがわかります。例えば、上司に叱責されたという出来事を、悲しくつらい出来事と受け止めるか、期待の裏返しとして前向きに受け止めるかによって、個人に及ぼす反応は変わってきます。つまり、同じストレス環境下にあっても、それが疾病に至るかどうかは、自分自身がどう受け止めるかの問題も大きいといえるのです。

このような修飾要因を受けた職場のストレスは、やがて身体面、行動面、精神面などでストレス反応を引き起こし、適切な対処がなされないと疾病に至ってしまいます。

つまり、ストレスマネジメントにおいて重要なことは、

① ストレスイベントを重ねすぎないこと
② ストレスを前向きに受け止める力を身につけること
③ ストレス反応を理解し、適切に対処すること

だといえるのです。

生活記録

	今日の生活記録 月　日	明日の予定 月　日
5:00		
6:00		
7:00		
8:00		
9:00		
10:00		
11:00		
12:00		
13:00		
14:00		
15:00		
16:00		
17:00		
18:00		
19:00		
20:00		
21:00		
22:00		
23:00		
0:00		
1:00		
2:00		
3:00		
4:00		
睡眠時間	(時間)	(時間)
外出時間	(時間)	(時間)
歩数	(歩)	(歩)

気分や意欲など

大変良い …5　まあまあ良い… 4　普通 …3
あまり良くない… 2　大変悪い… 1

気分	意欲	睡眠	食欲	主観的健康度※

※「気分」、「意欲」、「睡眠」、「食欲」の合計点

第2週終了(DAY14)時点の到達目標

・生活リズムを整え、復職後、仕事に出勤する時間に家を出られるようになる（1日6時間以上の外出が目標)。
・頭を使った活動と体を使った運動などをバランスよく行い、心身両面での回復を意識する(特に体力面での回復)。

今日の食生活（朝・昼・晩・間食）

朝	
昼	
晩	
間食	

今日楽しかったこと、嬉しかったこと

今日一日を振り返っての気付きと感想

来週に向けての抱負

月　　日（　　）

DAY 10 思考能力回復のためのワーク

下表のように▼は足し算（＋）、◆は引き算（－）、◎は掛け算（×）、□は割り算（÷）を表します。この規則にそって、次の計算をしましょう。

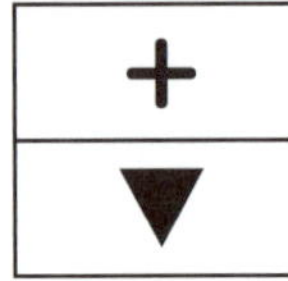

＋	－	×	÷
▼	◆	◎	□

5 ▼ 9 ＝ □	1 ◎ 7 ＝ □	4 ◎ 8 ＝ □
9 ◎ 7 ＝ □	9 ◆ 4 ＝ □	18 □ 6 ＝ □
8 ◆ 3 ＝ □	4 ▼ 7 ＝ □	6 ▼ 9 ＝ □
1 ▼ 6 ＝ □	12 □ 2 ＝ □	4 ▼ 2 ＝ □
4 □ 1 ＝ □	6 ◎ 4 ＝ □	24 □ 4 ＝ □
2 ◎ 7 ＝ □	20 □ 4 ＝ □	7 ◎ 9 ＝ □
7 ▼ 2 ＝ □	8 ▼ 6 ＝ □	13 ◆ 9 ＝ □
5 ◎ 4 ＝ □	7 ◎ 7 ＝ □	8 ▼ 8 ＝ □
15 □ 5 ＝ □	3 ◎ 9 ＝ □	35 □ 5 ＝ □
1 ▼ 1 ＝ □	3 □ 3 ＝ □	8 □ 2 ＝ □
2 ▼ 9 ＝ □	20 □ 5 ＝ □	9 ◎ 4 ＝ □
6 ◎ 6 ＝ □	4 ◎ 2 ＝ □	14 □ 7 ＝ □
16 □ 4 ＝ □	12 ◆ 7 ＝ □	8 ◎ 3 ＝ □
8 ◆ 8 ＝ □	2 ▼ 8 ＝ □	9 ◆ 7 ＝ □
3 ▼ 3 ＝ □	8 □ 4 ＝ □	9 ▼ 3 ＝ □
24 □ 6 ＝ □	12 □ 3 ＝ □	4 ◎ 5 ＝ □
6 ◎ 4 ＝ □	4 ◎ 1 ＝ □	17 ◆ 8 ＝ □
9 ◆ 5 ＝ □	13 ◆ 8 ＝ □	4 ▼ 8 ＝ □
4 ▼ 4 ＝ □	1 ▼ 9 ＝ □	6 □ 3 ＝ □

今日読んだ、新聞記事か雑誌の記事を丸写ししましょう。文章が途中で切れても構いません。書き終えたら、写し間違いがないか確認しましょう(手書きで行ってください)。

400w

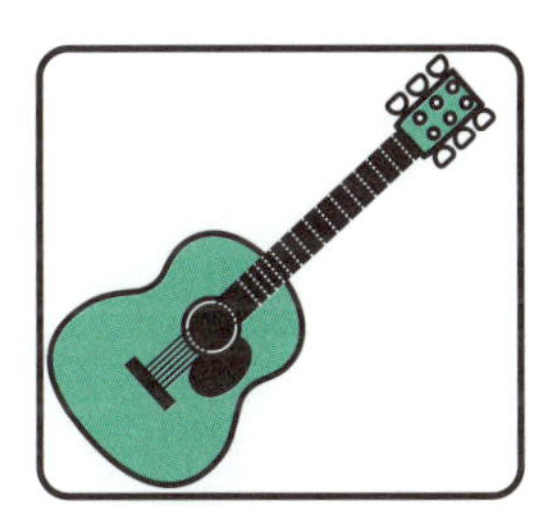

左のイラストと同じイラストを下記から探しましょう。
正しいイラストはひとつです。

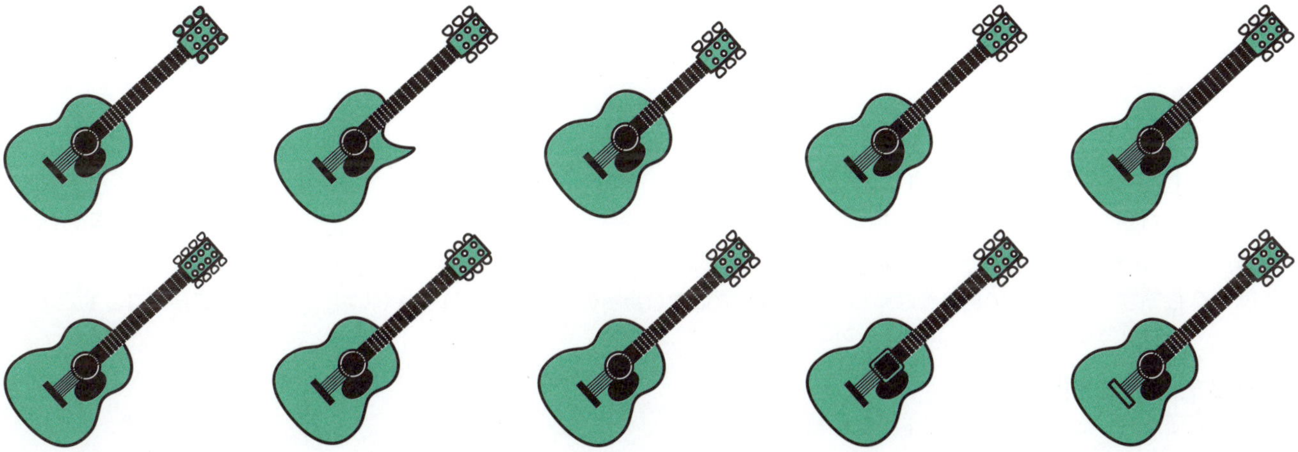

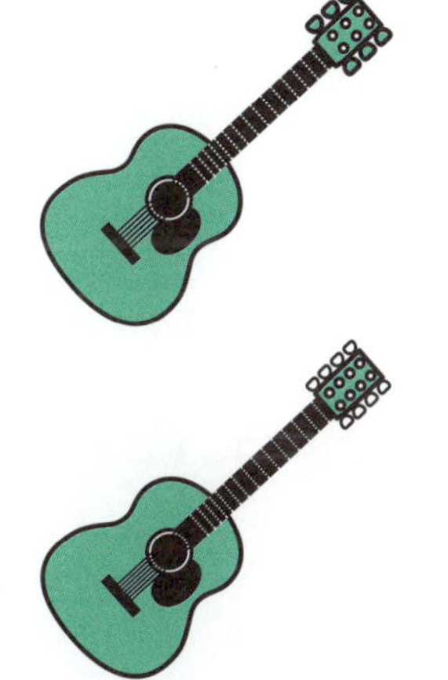
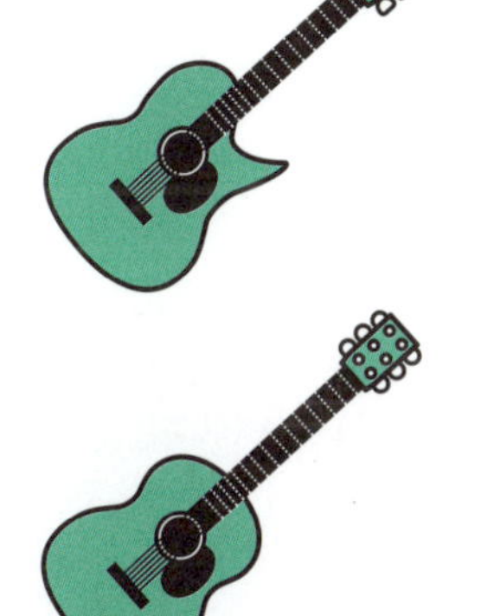
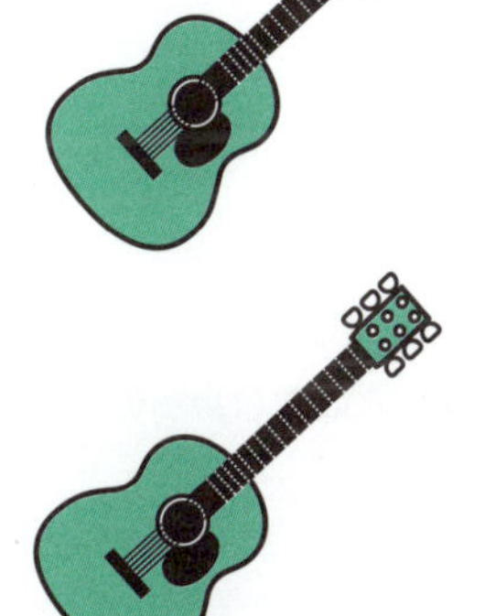
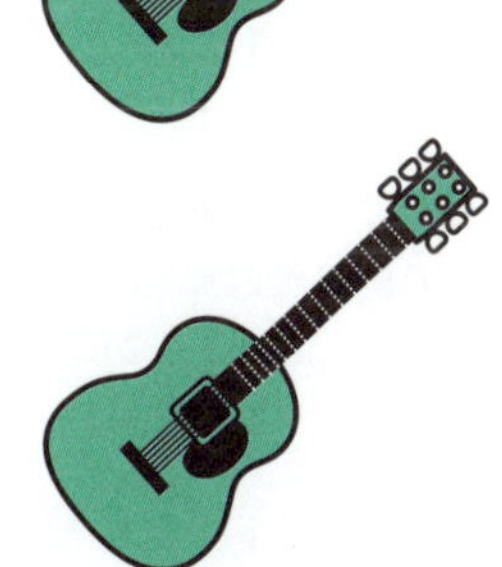

DAY 10　再発予防に活かすためのワーク

自分の対人交流のパターンを知ろう【DAY4-12】

エゴグラムをもとにアクションプランを作る

今の自分のエゴグラムからのばしたい項目を決めて、目標とアクションプランを考えてみましょう。具体的な目標の設定、アクションプランの作成は、DAY11に行います。
DAY10では、心の5つの要素の各項目を強めるアクションプランを学んでいきましょう。

☆目標設定とアクションプラン作成のヒント①

●心の 5 要素を活性化させるアクションプラン

【CP を上げるためのアクションプラン】

「自分は○○だと思う」などと、はっきりと自分自身の考えを主張する。
約束や規則をきちんと守り、時間や金銭などをきちんと管理する習慣を身につける。
自分の責任で、ものごとを決める。

避けたい言葉・態度
「どっちでもいいよ」、「なんとかなるさ」、「まあいいや」
自分の意見を持とうとしない。遠慮やあきらめの態度。

【NP を上げるためのアクションプラン】

相手の気持ちを理解することを心掛け、困っている人を見たら、進んで手を貸す。
相手の良い点を見つけてほめる練習する。機会を見つけて贈り物をする。優しい言葉をかける。

避けたい言葉・態度
「なんでできないんだ」、「しっかりしなさい」、「もう勝手にしろ」
一方的に話をする。

【A を上げるためのアクションプラン】

ものごとを進めるときは、全体を見据えたうえできちんと計画を立てる。
何か問題を解決するときには、問題の所在についてきちんと全体を分析し、そのうえで筋道を立てて論理的に解決方法を考える。

避けたい言葉・態度
「頑張ってみたのですが」、「よくわかりません」、「理屈はさておき・・・」
人とのやりとりで、感情的な反応をする。

【FC を上げるためのアクションプラン】

今までやったことのない新しいことに取り組む。
自分の気持ちを素直に言葉に表す練習をしてみる。自分が心から楽しめるような趣味の時間を大切にする。

避けたい言葉・態度
「あ～、つまらない」、「もうどうでもいいや」、「仕方がないよ」
ため息をつく。

【AC を上げるためのアクションプラン】

相手の立場に立ち、相手の気持ちを尊重するように心掛ける。そのためには、自分が話すよりも相手の話を聞くことに重点を置き、他人の助言なども批判的に捉えずに、時には素直に従ってみる。
※ AC は高すぎると本当の自分をなくしたような状態になりますので、高くなりすぎないように注意が必要です。もともと AC が高すぎる人は、FC を上げるようにしましょう。

避けたい言葉・態度
「細かいことにこだわるな」、「だから言ったでしょ」

→明日につづきます。

生活記録

	今日の生活記録	明日の予定
	月　日	月　日
5:00		
6:00		
7:00		
8:00		
9:00		
10:00		
11:00		
12:00		
13:00		
14:00		
15:00		
16:00		
17:00		
18:00		
19:00		
20:00		
21:00		
22:00		
23:00		
0:00		
1:00		
2:00		
3:00		
4:00		
睡眠時間	(時間)	(時間)
外出時間	(時間)	(時間)
歩数	(歩)	(歩)

気分や意欲など

大変良い …5　まあまあ良い… 4　普通 …3
あまり良くない… 2　大変悪い… 1

気分	意欲	睡眠	食欲	主観的健康度※

※「気分」、「意欲」、「睡眠」、「食欲」の合計点

第2週終了(DAY14)時点の到達目標

- 生活リズムを整え、復職後、仕事に出勤する時間に家を出られるようになる(1日6時間以上の外出が目標)。
- 頭を使った活動と体を使った運動などをバランスよく行い、心身両面での回復を意識する(特に体力面での回復)。

今日の食生活(朝・昼・晩・間食)

朝	
昼	
晩	
間食	

今日の「思考能力回復のためのワーク」の内容(図書館などで行ったワークの内容)

今日一日を振り返っての気付きと感想

明日一日の目標(意識したいこと)

DAY 11 思考能力回復のためのワーク

月　　日（　）

表のように■は足し算（＋）、☆は引き算（－）、△は掛け算（×）、◇は割り算（÷）を表します。この規則にそって、次の計算をしましょう。

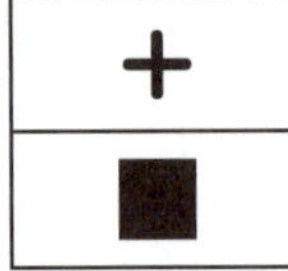

＋	－	×	÷
■	☆	△	◇

9 △ 6 = □	1 △ 8 = □	6 △ 1 = □
9 ☆ 3 = □	12 ☆ 4 = □	9 ◇ 3 = □
12 ■ 3 = □	15 ■ 7 = □	3 △ 8 = □
20 ◇ 5 = □	24 ◇ 6 = □	6 ◇ 1 = □
6 ◇ 2 = □	6 ■ 6 = □	8 ■ 9 = □
3 ■ 2 = □	5 △ 7 = □	14 ◇ 2 = □
2 ■ 9 = □	16 ☆ 7 = □	10 △ 3 = □
10 ◇ 5 = □	6 △ 9 = □	9 ☆ 7 = □
6 △ 3 = □	9 ◇ 3 = □	7 △ 7 = □
1 △ 4 = □	17 ■ 6 = □	5 ☆ 2 = □
6 ☆ 3 = □	9 ◇ 1 = □	19 ☆ 9 = □
18 ◇ 9 = □	14 ◇ 7 = □	3 ■ 3 = □
5 △ 8 = □	4 △ 3 = □	28 ◇ 7 = □
4 ■ 7 = □	3 ■ 9 = □	4 ◇ 4 = □
21 ◇ 7 = □	2 △ 6 = □	19 ☆ 8 = □
3 ■ 7 = □	4 △ 6 = □	8 ■ 4 = □
13 ☆ 5 = □	20 ◇ 5 = □	5 △ 8 = □
11 ☆ 7 = □	3 △ 7 = □	9 ■ 7 = □
14 ◇ 7 = □	8 ■ 2 = □	18 ◇ 3 = □

今日読んだ、新聞記事か雑誌の記事を丸写ししましょう。文章が途中で切れても構いません。書き終えたら、写し間違いがないか確認しましょう（手書きで行ってください）。

400w

熟語しりとり

二字熟語が続くように、□にあてはまる漢字を（　　）の中から選んで書きましょう。

革 → □ → □ → □ → □ → □

（温・新・泉・人・気）

雪 → □ → □ → □ → □ → □

（派・立・術・国・手）

花 → □ → □ → □ → □ → □

（星・気・空・配・火）

DAY 11 再発予防に活かすためのワーク

自分の対人交流のパターンを知ろう【DAY4-12】

☆目標設定とアクションプラン作成のヒント②

●高いところを低くするより、低いところを高くする

エゴグラムを変化させたいときは、高い項目を低くするのは難しいので、低い項目を上げるようにしてみましょう。
低い項目を高めると、もともと高かった別の項目は、低くなっていきます。

☆目標設定とアクションプラン作成のヒント③

●焦らずに取り組む

無意識に行っていた行動を変えることは、簡単ではありません。焦らずにじっくり取り組みましょう。1か月後を目処に、再びP.24の50の質問に答えてエゴグラムを描き、どう変化したか確認しましょう。

〔目標〕

（例）NPを上げる（周囲の人と関わりを深め、進んで面倒をみるようにする）。
　　　FCを上げる（考えすぎずに、自由に行動できるようにする。もっと感情を表せるようになる）。

〔アクションプラン〕

P.40を参考に行動目標を具体的にしましょう。

（例）周囲の人にあいさつをする。
　　　周りの人の良いところをほめるようにする。
　　　困っている人がいれば進んで助けるようにする。
　　　面白いことがあれば、素直に楽しむ。人の目を気にせずに感情を表すようにする。
　　　前からやってみたかった趣味にチャレンジしてみる。

→明日は、自分がとりがちなコミュニケーションパターンについてみていきます。

生活記録

	今日の生活記録	明日の予定
	月　日	月　日
5:00		
6:00		
7:00		
8:00		
9:00		
10:00		
11:00		
12:00		
13:00		
14:00		
15:00		
16:00		
17:00		
18:00		
19:00		
20:00		
21:00		
22:00		
23:00		
0:00		
1:00		
2:00		
3:00		
4:00		
睡眠時間	(時間)	(時間)
外出時間	(時間)	(時間)
歩数	(歩)	(歩)

気分や意欲など

大変良い …5　まあまあ良い… 4　普通 …3
あまり良くない… 2　大変悪い… 1

気分	意欲	睡眠	食欲	主観的健康度※

※「気分」、「意欲」、「睡眠」、「食欲」の合計点

第2週終了(DAY14)時点の到達目標

・生活リズムを整え、復職後、仕事に出勤する時間に家を出られるようになる（1日6時間以上の外出が目標)。
・頭を使った活動と体を使った運動などをバランスよく行い、心身両面での回復を意識する(特に体力面での回復)。

今日の食生活（朝・昼・晩・間食）

朝	
昼	
晩	
間食	

今日の「思考能力回復のためのワーク」の内容（図書館などで行ったワークの内容）

今日一日を振り返っての気付きと感想

明日一日の目標（意識したいこと）

DAY 12　思考能力回復のためのワーク

月　　日（　）

下表のように ⊖ は足し算（+）、▼は引き算（−）、○は掛け算（×）、☆は割り算（÷）を表します。この規則にそって、次の計算をしましょう。

+	−	×	÷
⊖	▼	○	☆

5 ▼ 3 =	7 ⊖ 8 =	8 ☆ 8 =
6 ☆ 3 =	16 ☆ 8 =	17 ▼ 2 =
3 ⊖ 18 =	8 ⊖ 8 =	21 ☆ 1 =
9 ○ 2 =	22 ▼ 8 =	7 ⊖ 14 =
15 ▼ 1 =	45 ☆ 5 =	7 ○ 3 =
24 ☆ 6 =	7 ▼ 4 =	2 ○ 3 =
6 ⊖ 5 =	7 ☆ 7 =	5 ▼ 2 =
6 ○ 2 =	12 ▼ 9 =	1 ○ 2 =
4 ○ 4 =	36 ☆ 4 =	8 ○ 5 =
6 ▼ 5 =	19 ⊖ 7 =	21 ▼ 9 =
9 ▼ 7 =	9 ○ 8 =	16 ☆ 4 =
2 ○ 3 =	9 ▼ 4 =	8 ⊖ 2 =
15 ⊖ 2 =	3 ○ 3 =	2 ○ 8 =
8 ⊖ 17 =	16 ☆ 4 =	17 ▼ 9 =
21 ▼ 5 =	25 ▼ 5 =	24 ☆ 4 =
18 ☆ 3 =	6 ○ 6 =	13 ▼ 8 =
3 ▼ 1 =	7 ☆ 1 =	35 ☆ 7 =
42 ☆ 7 =	3 ○ 4 =	15 ⊖ 4 =
1 ○ 13 =	18 ⊖ 9 =	9 ○ 2 =

今日読んだ、新聞記事か雑誌の記事を丸写ししましょう。文章が途中で切れても構いません。書き終えたら、写し間違いがないか確認しましょう（手書きで行ってください）。

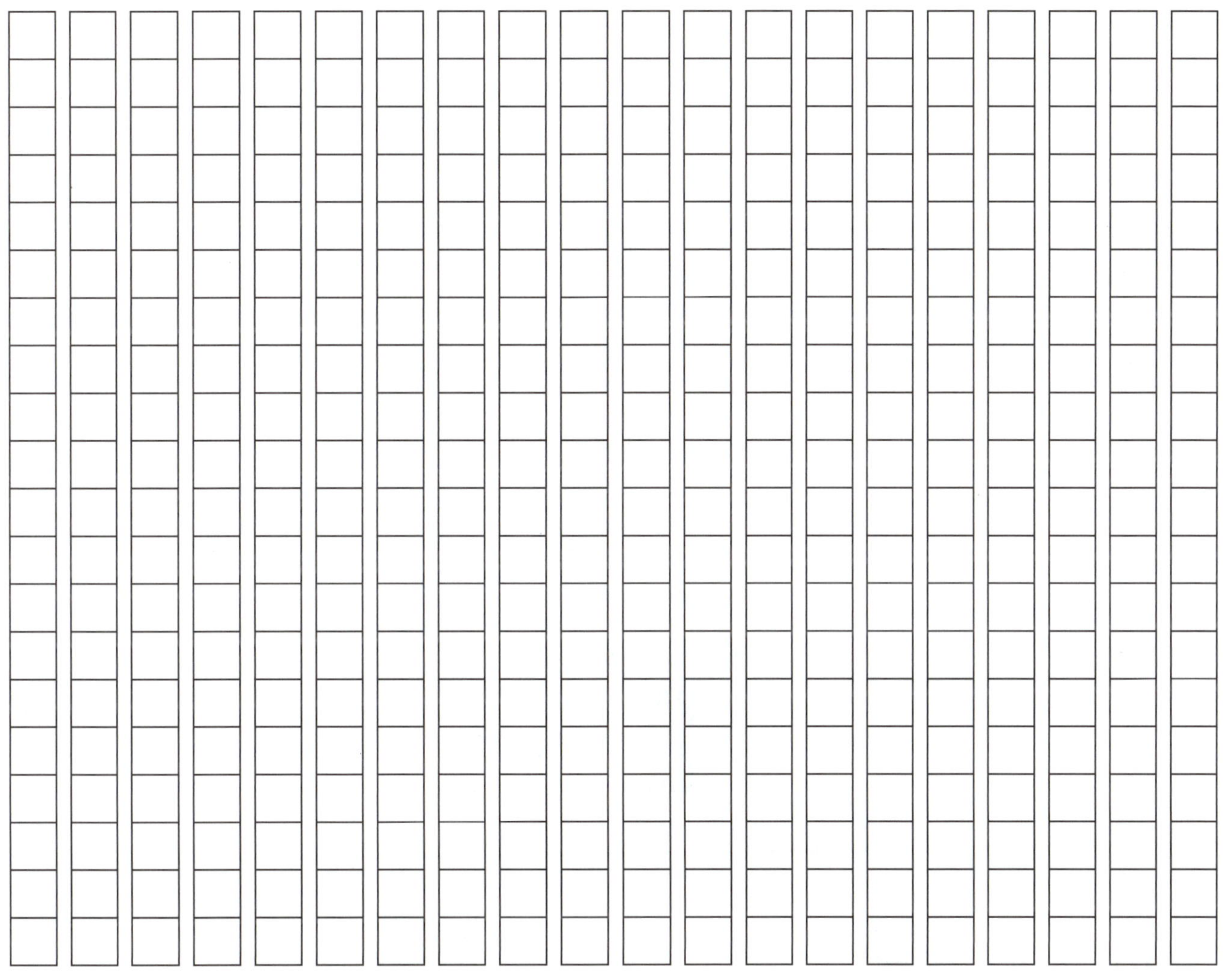

400w

単語記憶テスト

次の言葉を２分間でできるだけたくさん覚えてください。
その後、本冊子を閉じて覚えた言葉をメモ用紙などにできるだけ多く書き出しましょう。

みかん	あそび	さかい	さむさ	ぺんち
たんぼ	まくら	ぶぶん	りふと	まつげ
ふそく	せんい	でんわ	きたい	こっぷ
どうわ	けむし	わらい	おちば	のうど
さわぎ	つばさ	なまえ	きせつ	きげき

DAY 12 再発予防に活かすためのワーク

自分の対人交流のパターンを知ろう【DAY4-12】

自分のコミュニケーションパターンを知ろう

●問題が発生した際の他人への接し方

CP と NP の高さを比較してみましょう。(24 ページ参照)
この 2 つは、何か問題が起きた時に、他人に対してどのような振る舞いをするかに関係があります。
CP より NP の方が優位な（高い）人は、柔軟な態度で他人の意見を許容することができます。逆に NP よりも CP の方が優位な人は、正論を通そうとするゆえに他人を責めてしまう傾向にあります。

●問題が発生した際の自分の感情表現

FC と AC の高さを比較してみましょう。(24 ページ参照)
この 2 つは、何か問題が起きた時に、自分の意見や感情を表出することができるかどうかに大きな関係があります。FC より AC の方が優位な人（高い）人は、他人がどのように思うかを気にしすぎてしまい、自分の意見や感情をうまく表出できない傾向にあります。逆に AC より FC の方が優位な人は、自分の感情や意見をきちんと表出することができます。

以上の点をまとめると、コミュニケーションパターンは以下のように分類されます。皆さんはどのエリアに位置づけられたでしょうか？

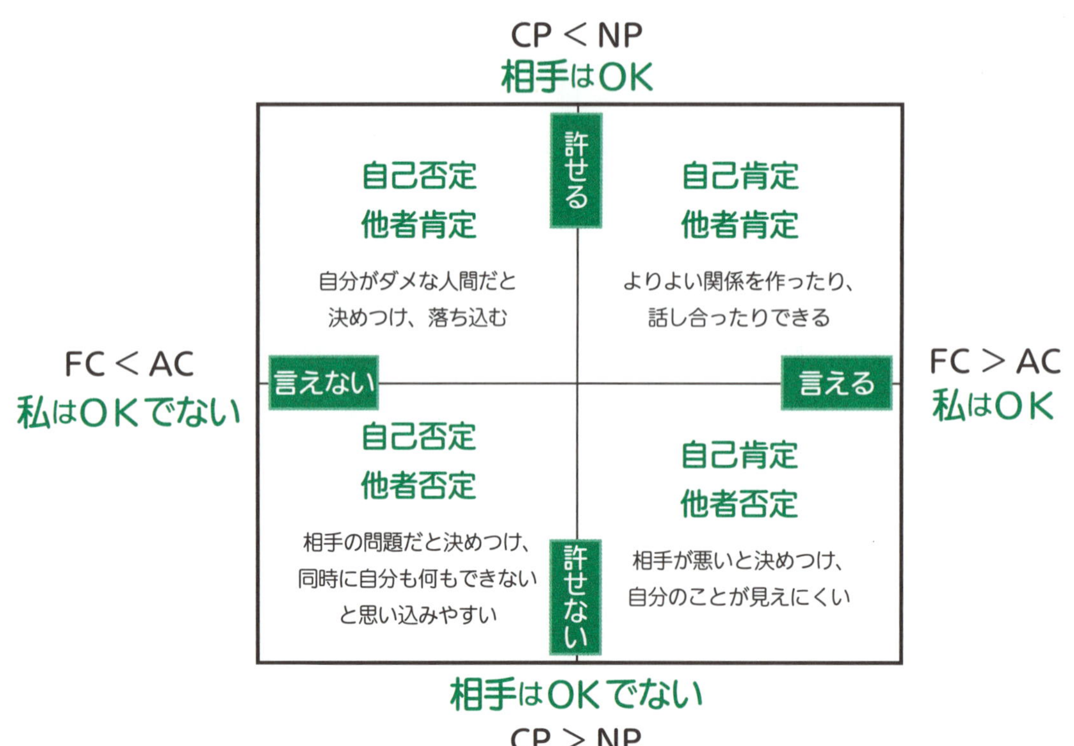

多くの人は、常に同じパターンをとっているわけではなく、上の 4 つのエリアを移動しています。何かものごとがうまくいっていないときは、自分がそのときとっているパターンを確認してみましょう。このパターンは、自分のコミュニケーションパターンに気づくことで変えやすくなります。

コミュニケーションは、自分と相手の言葉のキャッチボールです。自分だけが我慢をして相手の言いなりになったり、相手を無視して自分の意見ばかりを押し付けてしまったりしていては、健全なコミュニケーションがとれているとはいえません。そこで、明日からは、自分も相手も大切にできるコミュニケーション（アサーション）について勉強していくことにしましょう。

→明日からは、アサーションについて学んでいきます。

生活記録

	今日の生活記録	明日の予定
	月　　日	月　　日
5:00		
6:00		
7:00		
8:00		
9:00		
10:00		
11:00		
12:00		
13:00		
14:00		
15:00		
16:00		
17:00		
18:00		
19:00		
20:00		
21:00		
22:00		
23:00		
0:00		
1:00		
2:00		
3:00		
4:00		
睡眠時間	(時間)	(時間)
外出時間	(時間)	(時間)
歩数	(歩)	(歩)

気分や意欲など

大変良い …5　まあまあ良い… 4　普通 …3
あまり良くない… 2　大変悪い… 1

気分	意欲	睡眠	食欲	主観的健康度※

※「気分」、「意欲」、「睡眠」、「食欲」の合計点

第2週終了(DAY14)時点の到達目標

・生活リズムを整え、復職後、仕事に出勤する時間に家を出られるようになる（1日6時間以上の外出が目標）。
・頭を使った活動と体を使った運動などをバランスよく行い、心身両面での回復を意識する(特に体力面での回復)。

今日の食生活（朝・昼・晩・間食）

朝	
昼	
晩	
間食	

今日の「思考能力回復のためのワーク」の内容（図書館などで行ったワークの内容）

今日一日を振り返っての気付きと感想

明日一日の目標（意識したいこと）

DAY 13 思考能力回復のためのワーク

月　　日（　）

下表のように ⌘ は足し算（+）、❖ は引き算（−）、◆は掛け算（×）、⊖ は割り算（÷）を表します。この規則にそって、次の計算をしましょう。

+	−	×	÷
⌘	❖	◆	⊖

18 ⊖ 9 = □	3 ◆ 1 = □	7 ⌘ 8 = □
8 ◆ 8 = □	16 ⊖ 8 = □	7 ◆ 8 = □
12 ❖ 3 = □	9 ◆ 5 = □	3 ⌘ 7 = □
5 ⌘ 2 = □	5 ⌘ 6 = □	9 ◆ 3 = □
4 ◆ 6 = □	3 ❖ 3 = □	27 ⊖ 3 = □
13 ⌘ 3 = □	15 ⊖ 5 = □	4 ⌘ 6 = □
4 ⊖ 2 = □	3 ⌘ 3 = □	8 ❖ 7 = □
6 ◆ 6 = □	19 ❖ 8 = □	6 ⌘ 9 = □
4 ◆ 8 = □	36 ⊖ 9 = □	19 ❖ 4 = □
24 ⊖ 8 = □	9 ◆ 7 = □	4 ⌘ 4 = □
1 ⌘ 3 = □	2 ◆ 4 = □	1 ◆ 8 = □
8 ❖ 4 = □	16 ❖ 2 = □	5 ◆ 1 = □
2 ◆ 1 = □	18 ❖ 9 = □	8 ⊖ 4 = □
14 ❖ 7 = □	2 ⌘ 8 = □	6 ◆ 9 = □
9 ⌘ 3 = □	4 ◆ 7 = □	13 ❖ 5 = □
21 ⊖ 3 = □	7 ❖ 5 = □	11 ❖ 4 = □
3 ◆ 5 = □	12 ⊖ 2 = □	2 ◆ 9 = □
12 ❖ 9 = □	4 ❖ 1 = □	3 ◆ 8 = □
9 ⊖ 3 = □	6 ◆ 4 = □	16 ⊖ 4 = □

今日読んだ、新聞記事か雑誌の記事を丸写ししましょう。文章が途中で切れても構いません。書き終えたら、写し間違いがないか確認しましょう（手書きで行ってください）。

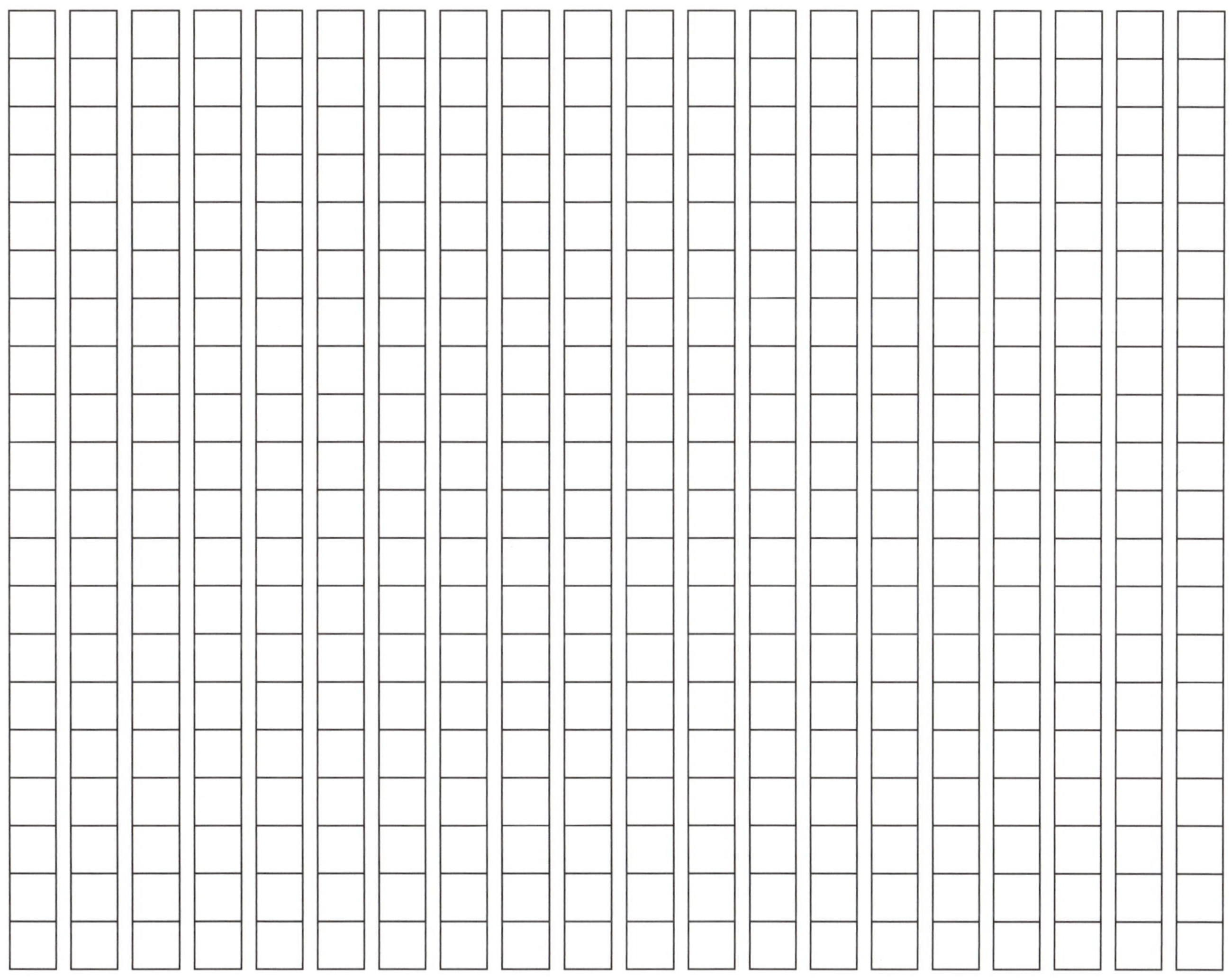

400w

ナンバープレイス（ナンプレ）

空欄すべてを埋めましょう。

ルール

①すべてのタテ列、横列に１から９までの数字がひとつずつ入ります。

②太い線で囲まれた３マス×３マスのブロックには、１から９までの数字がひとつずつ入ります。

※問題の解き方のコツについては、インターネットなどで検索しても構いません。

		3	6	1	7	9		
	8						2	
5				2				6
1			8		3			4
4		9				8		2
7			5		2			9
3				6				8
	7						9	
		1	7	8	9	5		

（出題　タイムインターメディア）

DAY 13　再発予防に活かすためのワーク

コミュニケーションスキルを磨こう【DAY13-18】

アサーションの基本を知ろう

以下のような状況で、皆さんは相手にどのような言葉を返すでしょうか？　実際にその場面を想像しながら、どのように答え、どのように行動するかを考えてみてください。

場面設定

1か月に1回程度、一緒に食事に行っている友人から、「この前、おいしいお寿司屋さんを見つけたんだ。値段はリーズナブルなんだけど、ネタは新鮮ですごくおいしいんだ。今夜、一緒に行かない？」と声をかけられました。いつもは、お店のチョイスはグルメな友人にお任せなのですが、実は、あなたは前日、家族でおなか一杯お寿司を食べてしまったため、今日ばかりはお肉料理が食べたいと思っています。

あなたなら友人とお寿司を食べに行きますか？　また、友人にどのように伝えますか？

この状況での回答には、さまざまなことが想定されますが、代表的な3つの回答を挙げてみたいと思います。

① 「おいしいお寿司屋さん、見つけたんだ。私はお寿司が大好きだからうれしいな」といって、前日にお寿司を食べたことには触れずに、黙ってあまり気乗りしないお寿司を食べに行く。

② 「私、昨日の夜、お寿司食べたばかりなんだよね。いつも私の意見を聞かずにお店を決めちゃうけど、たまには私の意見も聞いてくれないかな」と自分の希望を聞かずに、一方的にお店を決めてしまった友人に不満を漏らし、食事に行くことはやめる。

③ 「実は昨日の夜、家族でお寿司を食べに行ったばかりなんだ。だから、もしよければ、今日はお肉料理が食べられるお店にしてもらえると嬉しいな。でも、お寿司も大好きだから、次回はそのお店に一緒に行こうよ」と自分の希望を伝えたうえで、お肉料理ではだめか打診してみる。

実は、これがアサーションにおける、3つの自己表現のタイプなのです。アサーションとは、コミュニケーション技法のひとつで、「人は誰でも自分の意思や要求を表明する権利（この権利を〈アサーション権〉といいます）がある」との立場に基づき、自分も相手も大切にする自己表現のことを指します。この3つのタイプをそれぞれ簡単に説明すると

①パッシブ（受動的）

「常に自分より相手を尊重し、自分の気持ちや意見を率直に表現できないタイプ」

一見、円滑にものごとが進むようにも見えますが、このような状態が継続すると、心の中に不満がたまってしまい、次第に相手との距離が離れていってしまうことになります。

②アグレッシブ（攻撃的）

「自分の意見や気持ちを最優先にする結果、相手への配慮を欠いてしまうタイプ」

一時的には、相手が自分の意見を聞き入れることで満足感を得られるかもしれませんが、この状態が続くと、周囲との関係がギクシャクして、結果的によい関係が長続きしません。

③アサーティブ

「自分の気持ちや意見を率直に表現する一方で、相手の気持ちや意見も大切にできるタイプ」

自分も相手も尊重するため、互いの納得と理解のもとに発展的、継続的な関係を築くことができます。

明日以降はこのアサーティブなコミュニケーションについて、勉強を進めていきましょう。アサーティブなコミュニケーションは、思いをうまく伝えること、よりよい人間関係を築くことに役立ちます。コミュニケーションがうまくとれるかどうかは、性格でなくスキルの問題です。アサーションは一朝一夕で身につくものではありませんが、本書をきっかけとし、日々のなかで練習していってください。

→明日は、プライベートな場面でのアサーションを具体的に学んでいきます。

生活記録

	今日の生活記録	明日の予定
	月　日	月　日
5:00		
6:00		
7:00		
8:00		
9:00		
10:00		
11:00		
12:00		
13:00		
14:00		
15:00		
16:00		
17:00		
18:00		
19:00		
20:00		
21:00		
22:00		
23:00		
0:00		
1:00		
2:00		
3:00		
4:00		
睡眠時間	(時間)	(時間)
外出時間	(時間)	(時間)
歩数	(歩)	(歩)

気分や意欲など

大変良い …5　まあまあ良い… 4　普通 …3
あまり良くない… 2　大変悪い… 1

気分	意欲	睡眠	食欲	主観的健康度※

※「気分」、「意欲」、「睡眠」、「食欲」の合計点

第2週終了（DAY14）時点の到達目標

・生活リズムを整え、復職後、仕事に出勤する時間に家を出られるようになる（1日6時間以上の外出が目標）。
・頭を使った活動と体を使った運動などをバランスよく行い、心身両面での回復を意識する（特に体力面での回復）。

今日の食生活（朝・昼・晩・間食）

朝	
昼	
晩	
間食	

今日の「思考能力回復のためのワーク」の内容（図書館などで行ったワークの内容）

今日一日を振り返っての気付きと感想

明日一日の目標（意識したいこと）

1 2 準備 3 4 5 6 7 8 9 1週目 10 11 12 13 14 15 16 2週目 17 18 19 20 21 22 23 3週目 24 25 26 27 28 29 30 4週目

DAY 14 思考能力回復のためのワーク

月　　日（　）

下表のように ❊ は足し算（＋）、✳ は引き算（－）、❁ は掛け算（×）、✤ は割り算（÷）を表します。この規則にそって、次の計算をしましょう。

＋	－	×	÷
❊	✳	❁	✤

17 ✳ 9 = □	3 ❁ 6 = □	7 ❁ 3 = □
6 ❊ 7 = □	5 ❊ 3 = □	14 ❊ 8 = □
30 ✤ 6 = □	5 ❁ 3 = □	2 ❊ 15 = □
13 ✳ 9 = □	11 ❊ 5 = □	12 ✳ 7 = □
2 ❁ 6 = □	6 ❁ 8 = □	17 ❊ 5 = □
8 ❁ 8 = □	17 ✳ 6 = □	16 ✤ 8 = □
9 ✳ 4 = □	3 ❊ 2 = □	9 ✳ 8 = □
7 ❊ 5 = □	21 ✤ 3 = □	9 ❁ 2 = □
2 ❁ 7 = □	18 ✳ 6 = □	6 ❁ 6 = □
15 ✤ 3 = □	5 ❁ 1 = □	28 ✤ 7 = □
4 ❁ 2 = □	3 ❊ 7 = □	6 ❁ 3 = □
8 ✳ 2 = □	8 ✤ 2 = □	13 ✳ 7 = □
2 ❊ 9 = □	12 ✤ 6 = □	9 ❊ 6 = □
36 ✤ 9 = □	13 ✳ 8 = □	21 ✤ 3 = □
6 ✳ 1 = □	7 ❊ 8 = □	6 ✳ 2 = □
1 ❊ 4 = □	7 ❊ 9 = □	4 ❊ 9 = □
40 ✤ 5 = □	28 ✤ 4 = □	9 ✤ 9 = □
14 ✳ 7 = □	2 ❁ 3 = □	15 ✳ 8 = □
1 ❁ 4 = □	6 ✤ 3 = □	6 ❁ 9 = □

今日読んだ、新聞記事か雑誌の記事を丸写ししましょう。文章が途中で切れても構いません。書き終えたら、写し間違いがないか確認しましょう（手書きで行ってください）。

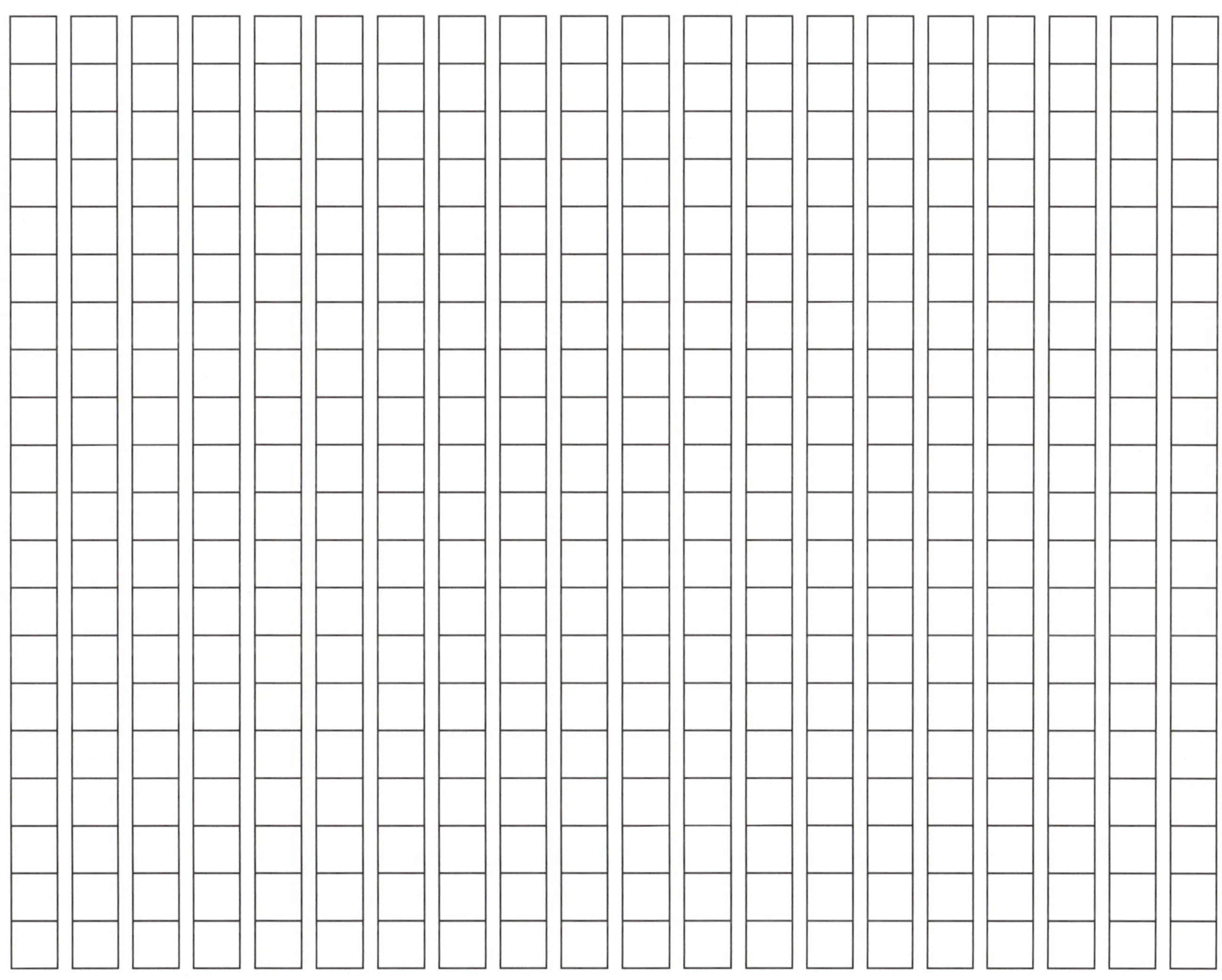

400w

次の文章で間違っている漢字（1か所）を訂正しましょう。

- 正当派のフランス料理をご馳走になった。
- 高校時代の恩師の教えを肝に命じて生きている。
- 憧れの人から丁寧な手紙を受け取り、有頂点になった。
- お酒をのんで、機嫌のよくなった上司が自我自賛を繰り返している。
- 前代未問の提案に、その場にいた多くの人が驚きを隠せなかった。
- 問題の解決を図るために、何度も接衝を重ねた。

DAY 14 再発予防に活かすためのワーク

コミュニケーションスキルを磨こう【DAY13-18】

アサーティブなコミュニケーションの練習をしよう～プライベート編～

以下の場面で、アサーティブな自己表現ができるように練習してみましょう。

場面設定 1

あなたはうつ病で、既に 1 年以上、同じ主治医のところに通院しています。人気のある先生のようで、毎回診察まで 2 時間程度待たされてしまいますが、主治医からは「最近の気分はどうですか？」、「よく眠れていますか？」、「食事はとれていますか？」という定型的な質問ばかりで、5 分程度で「じゃあ、いつものお薬を 2 週間分処方しておきますから、2 週間後にまた来てください」と言われ、診察が終了してしまいます。あなたとしては、一体いつまで薬を飲まなければいけないのか、いつになったら元気な時の自分に戻れるのかなど、聞きたいことがたくさんあります。

このような状況で、主治医に対して、どのように接すればよいのでしょうか？

パッシブの例）

先生も忙しいのだろうと遠慮し、自分の抱いている疑問などは聞かずに、2 週間後にまた通院し、同じように消化不良な状況を繰り返す。

アグレッシブの例）

「毎回 2 時間も待たされているのに、同じ薬しか処方されなくて、全然良くならないじゃないですか！一体、いつになったら良くなるんですか？」とけんか腰で不満をぶつける。

アサーティブの例）

「実はこのお薬をいつ頃まで服用しなければならないのか、そして、いつくらいになったら元の元気な状態に戻れるのかがわからず、不安なのです。先生もお忙しい中、申しわけないのですが、だいたいの目途でも構わないので教えていただけますか？」と自分の感情を交えながら、不安なことを聞いてみる。

場面設定 2

あなたは健康診断を 2 週間後に控え、現在ダイエット中です。特に、お酒が好きなあなたは、健康診断までの 2 週間は絶対にお酒を飲まないと心に誓いましたが、その翌日に、飲み仲間からお酒の席に誘われてしまいました。

このような状況で、飲み仲間に対してどのように接すればよいのでしょうか？

パッシブの例）

断ると次から誘ってもらえなくなってしまうのではないかと思って、渋々酒の席に顔を出す。

アグレッシブの例）

「自分はこの 2 週間、お酒を飲まないって決意したばかりなのに、なんでこんなタイミングで声をかけるんだよ。勘弁してくれよ」と一方的に断る。

アサーティブの例）

「行きたい気持ちはやまやまなんだけど、2 週間後に健康診断を控えていて、体重と肝機能が心配なんだよね。安心して楽しく飲みに行けるように、この 2 週間はお酒を我慢しようと思うんだ。また次の機会に誘ってよ」と事情を説明し、今回は断る。

→ DAY17（P.64）では、職場でのアサーションを具体的に学んでいきます。

生活記録

	今日の生活記録	明日の予定
	月　日	月　日
5:00		
6:00		
7:00		
8:00		
9:00		
10:00		
11:00		
12:00		
13:00		
14:00		
15:00		
16:00		
17:00		
18:00		
19:00		
20:00		
21:00		
22:00		
23:00		
0:00		
1:00		
2:00		
3:00		
4:00		
睡眠時間	(時間)	(時間)
外出時間	(時間)	(時間)
歩数	(歩)	(歩)

気分や意欲など

大変良い …5　まあまあ良い… 4　普通 …3
あまり良くない… 2　大変悪い… 1

気分	意欲	睡眠	食欲	主観的健康度※

※「気分」、「意欲」、「睡眠」、「食欲」の合計点

第2週終了(DAY14)時点の到達目標

- 生活リズムを整え、復職後、仕事に出勤する時間に家を出られるようになる（1日6時間以上の外出が目標)。
- 頭を使った活動と体を使った運動などをバランスよく行い、心身両面での回復を意識する(特に体力面での回復)。

今日の食生活（朝・昼・晩・間食）

朝	
昼	
晩	
間食	

今日の「思考能力回復のためのワーク」の内容（図書館などで行ったワークの内容）

今週 1 週間を振り返っての気付きと感想（到達目標に対する自己評価も含めて）

明日(DAY15)、明後日(DAY16)は休養日です。
復帰に向けたリハビリの疲れが出やすい時期です。
疲労の蓄積を感じる場合には、朝はいつも通り起床し、15時くらいまでの間に30分程度の昼寝を挟むことも効果的です。

DAY 15 【コラム③】 月　日（　）

生活習慣からメンタルヘルスを考える～運動～

ブレスローの７つの健康習慣

皆さんは、ブレスローの7つの健康習慣という概念をご存知でしょうか？今から40年以上前にアメリカ人のブレスロー（Lester Breslow）博士が提唱した、健康度を上げ、死亡率を下げる生活習慣のことです。生活様式が大きく変化した現代社会ですが、この「7つの健康習慣」を、生活を見直し健康な心身を取り戻すきっかけにしてみてはいかがでしょうか。

〔ブレスローの７つの健康習慣〕

① 喫煙をしない
② 定期的に運動をする
③ 飲酒は適量を守るか、しない
④ １日７～８時間の睡眠をとる
⑤ 適正体重を維持する
⑥ 朝食を食べる
⑦ 間食をしない

運動が心の健康によく効くワケ

「運動をして気分がスッキリした」という経験のある方は多いと思います。その一方で、運動によってヘトヘトに疲れてしまい、疲労を次の日まで持ち越してしまった経験がある方も少なくないでしょう。そこで、どのような運動が好ましいのか、そしてなぜ運動が心の健康に良いのかについて説明しましょう。

結論を先に言えば、「安全性と効果が高く、継続が期待できる運動を、楽しめる範囲内で行うこと」が最も有用と考えられています。運動の種類で言えば、ウォーキング、ジョギング、サイクリング、水泳などの有酸素運動が有効と言えます（これに対して、ウエイトトレーニングや短距離ダッシュなどは無酸素運動と呼ばれます）。

有酸素運動がなぜストレスを解消するのかという点に関して、医学的には以下の3つの理由が明らかになってきています。

1. ストレスホルモンの分解

私たちがストレスを感じる時、体の中ではコルチゾールというストレスホルモンが分泌されています。有酸素運動をするとコルチゾールの分解が促され、体内のコルチゾールを減らすことができます。このコルチゾールは、体内に多くありすぎると、高血圧になったり、免疫力を低下させたりと身体にも影響を及ぼします。

2. エンドルフィンの分泌

有酸素運動の多くは繰り返し動作を伴います。繰り返し動作を続けると、「脳内麻薬」とも呼ばれているエンドルフィンという物質が分泌され、快感をもたらします。また、運動を続けると、ドーパミン、セロトニンなど、気分をよくするその他の物質も分泌されます。

3. 副交感神経の活性化

有酸素運動の最中は交感神経（興奮・緊張時に優位になる神経）が活発ですが、終了後は他の運動と比べて副交感神経（安静・リラックス時に優位になる神経）が活発になりやすいため、心身ともにリラックスできます。副交感神経の働きでよく眠れるという点でも、ストレス解消の効果があります。

運動によるストレスマネジメントで重要なこと

このようなメカニズムによってストレス解消効果のある有酸素運動ですが、実行するにあたって最も重要なことは、誰かとおしゃべりができるくらいの強度で、「ああ、気持ちいいな」、「もうちょっと運動したいな」と感じる程度の時間に留めることです。疲れて「もう動きたくない」と感じるまで頑張ってしまうと、今度は身体に乳酸という疲労物質がたまり、翌朝の億劫感につながり、身体はかえってストレスを感じてしまいますので、注意が必要です。

また、「運動する時間がないことがストレス」などと運動する時間を確保できないという声をよく耳にしますが、なにもスポーツウェアに身を包んで取り組むものだけが運動ではありません。職場や駅でエレベーターやエスカレーターではなく階段を使ったり、時間に余裕があるときに一駅手前から歩いてみたりと、運動する時間を見つけることも楽しみながら行うと、より効果的と言えるでしょう。

生活記録

	今日の生活記録	明日の予定
	月　　日	月　　日
5:00		
6:00		
7:00		
8:00		
9:00		
10:00		
11:00		
12:00		
13:00		
14:00		
15:00		
16:00		
17:00		
18:00		
19:00		
20:00		
21:00		
22:00		
23:00		
0:00		
1:00		
2:00		
3:00		
4:00		
睡眠時間	(時間)	(時間)
外出時間	(時間)	(時間)
歩数	(歩)	(歩)

気分や意欲など

大変良い …5　まあまあ良い… 4　普通 …3
あまり良くない… 2　大変悪い… 1

気分	意欲	睡眠	食欲	主観的健康度※

※「気分」、「意欲」、「睡眠」、「食欲」の合計点

今日の食生活（朝・昼・晩・間食）

朝	
昼	
晩	
間食	

今日楽しかったこと、嬉しかったこと

今日一日を振り返っての気付きと感想

休養日になると、生活リズムを乱してしまう方が少なくありません。
しかし、生活リズムの大きな乱れは、翌日以降の生活の立て直しを困難にしてしまいます。
平日と休日の起床時間の変化は、あっても1、2 時間程度に留めるように気をつけましょう。

DAY 16 【コラム④】　　　　月　　日（　）

生活習慣からメンタルヘルスを考える～睡眠～

日本人の睡眠時間

昨日とりあげたブレスローの7つの健康習慣では、1日7～8時間の睡眠をとると書かれています。実は、日本は国民の睡眠時間が世界で最も短い国の一つです。2009年にOECD（経済協力開発機構）が実施した世界の18か国における15歳以上を対象とした睡眠時間調査では、最短は韓国の469分で、次いで日本の470分でした。一方、最長はフランスの530分、次いで米国の518分と、フランスと日本の差は60分もありました。また、NHK放送文化研究所によれば、国民の平均睡眠時間は1960年から2010年までの50年間で1時間近くも短くなっています。

これには「私は短い睡眠時間でも大丈夫なんです」、「僕はショートスリーパーなので」ということが自慢話として語られ、睡眠時間を削って働くことが武勇伝のように語られる国民性と、仕事のできる人の睡眠時間は短いといった誤った神話が背景にあるように思われます。時代を変えたナポレオンやエジソン、現代ではビル・ゲイツなどが短時間睡眠者であったことが語られたり、栄養ドリンクのCMで「24時間戦えますか？」というフレーズが時代の趨勢を占めたりと、どうも日本人は寝る間も惜しんで働くことに重要な価値観を見出す傾向にあるのです。

各国の平均睡眠時間
（2009年のOCED調査より）

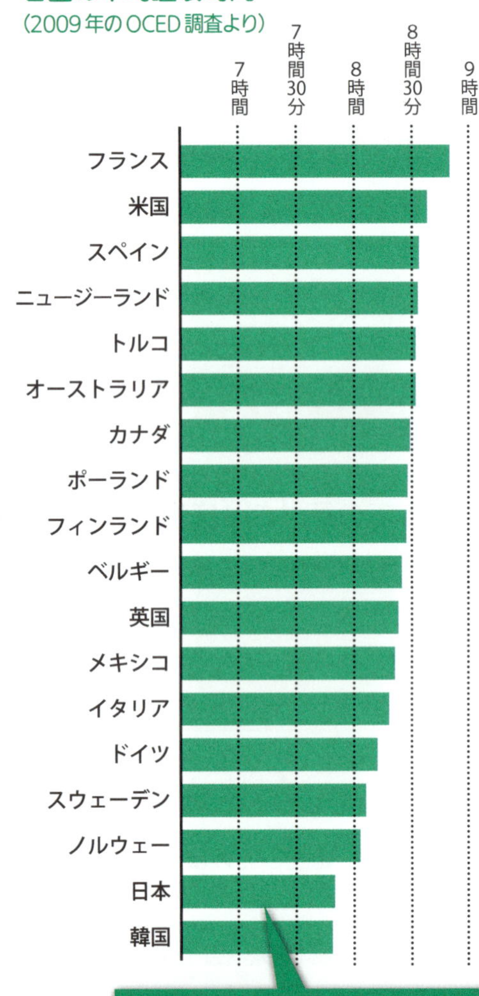

平均時間は、日本でも7時間を超えていますが、働く人の多くはもっと少ない睡眠時間で頑張ってしまっているのではないでしょうか。

睡眠の役割とこころの健康への影響

しかしながら、睡眠は単に身体の休息というだけでなく、成長ホルモン分泌による身体の修復、免疫機能の維持、高次脳機能の休息など、さまざまな役割があります。睡眠時間が6時間を切れば年齢に関係なく抑うつ度が高まり、7時間以上8時間未満が最も抑うつ度が低いという疫学的な実証データも存在しており、睡眠が心身の健康を維持するための重要な要素だということは確かです。

もちろん、睡眠時間は長ければ良いというわけではありませんし、睡眠時間4、5時間で毎日元気に働いている方を否定するわけではありませんが、少なくとも疲労を感じたり、ストレス反応に気づいた時には、1日7、8時間（少なくとも週全体で50時間）程度の睡眠を確保することが心身の疲弊を防ぐ上で重要なことといえます。

また、睡眠に関しては単に時間のみにとらわれるのではなく、睡眠の質にも注目しなければなりません。良質な睡眠とは、翌朝に疲労感や眠気が残らない睡眠のことを指します。そのためには、浅い眠り（専門的にはレム睡眠と呼ばれる身体の休養に役立つ睡眠）と深い眠り（専門的にはノンレム睡眠と呼ばれる大脳を休ませるための睡眠）が約90分の周期で交替しながら現れる睡眠パターンが重要と考えられています。

こころの健康と睡眠には密接な関係があります。快適睡眠のための５箇条を参考に、良質で快適な睡眠を心掛けましょう。

〔快適睡眠５箇条〕

① 優秀な人ほど睡眠が短いという誤った認識を捨て、自分にあった睡眠を心掛けよう
② 起床後には十分な日光と朝食を。規則正しい生活習慣を目指そう
③ できる限り起床時間と睡眠時間を一定に保とう。休日の寝坊は２時間までにしよう
④ 就寝前の嗜好品（カフェイン、喫煙）を控え、軽い運動を取り入れよう
⑤ 昼寝は15時までに長くても30分以内にし、夜の睡眠への影響を減らそう

生活記録

	今日の生活記録	明日の予定
	月　日	月　日
5:00		
6:00		
7:00		
8:00		
9:00		
10:00		
11:00		
12:00		
13:00		
14:00		
15:00		
16:00		
17:00		
18:00		
19:00		
20:00		
21:00		
22:00		
23:00		
0:00		
1:00		
2:00		
3:00		
4:00		
睡眠時間	(時間)	(時間)
外出時間	(時間)	(時間)
歩数	(歩)	(歩)

気分や意欲など

大変良い …5　まあまあ良い… 4　普通 …3
あまり良くない… 2　大変悪い… 1

気分	意欲	睡眠	食欲	主観的健康度※

※「気分」、「意欲」、「睡眠」、「食欲」の合計点

第3週終了（DAY21）時点の到達目標

・職場での生活を具体的にイメージしながら、就業時間中は外で活動できるようになる（一日8時間以上の外出が目標）。
・仕事に関連する書籍を読むなど、日中も仕事を意識した生活が送れるようになる。

今日の食生活（朝・昼・晩・間食）

朝	
昼	
晩	
間食	

今日楽しかったこと、嬉しかったこと

今日一日を振り返っての気付きと感想

来週に向けての抱負

月　日（　）

DAY 17 思考能力回復のためのワーク

次の式を完成させるために、あてはまる数字を（　）の中の空いている○または□に書き入れましょう。

① ○ ＋ □ ＝ 7

（○，4）、（2，□）、（6，□）

② ○ ＋ □ ＝ 12

（9，□）、（○，4）、（5，□）

③ ○ － □ ＝ 3

（9，□）、（○，4）、（5，□）

④ ○ ＋ 7 － □ ＝ 4

（○，5）、（4，□）、（6，□）、（○，4）

⑤ ○ － 3 － □ ＝ 2

（5，□）、（9，□）、（○，1）、（○，3）

⑥ ○ － 4 ＋ □ ＝ 6

（5，□）、（○，1）、（○，4）、（8，□）

⑦ ○ － 5 ＋ □ ＝ 9

（9，□）、（7，□）、（○，6）

⑧ 2 ＋ ○ ＋ □ ＝ 9

（4，□）、（○，6）、（7，□）、（○，5）

⑨ ○ ＋ 3 － □ ＝ 8

（6，□）、（5，□）、（○，2）、（○，3）

最近読んだ、読み物（新聞記事や雑誌、書籍）のなかで気に入った文章を要約してみましょう。
パソコンなどへの入力でも構いません。（400字）

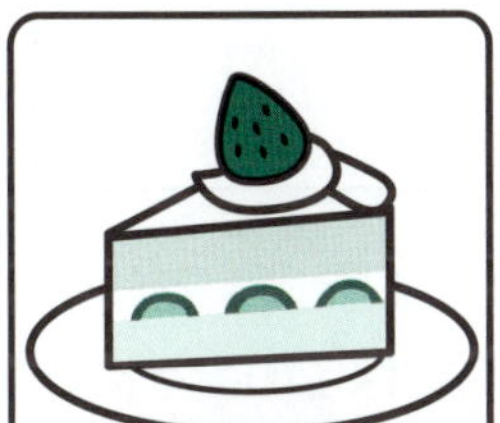

左のイラストと同じイラストを下記から探しましょう。
正しいイラストはひとつとは限りません。

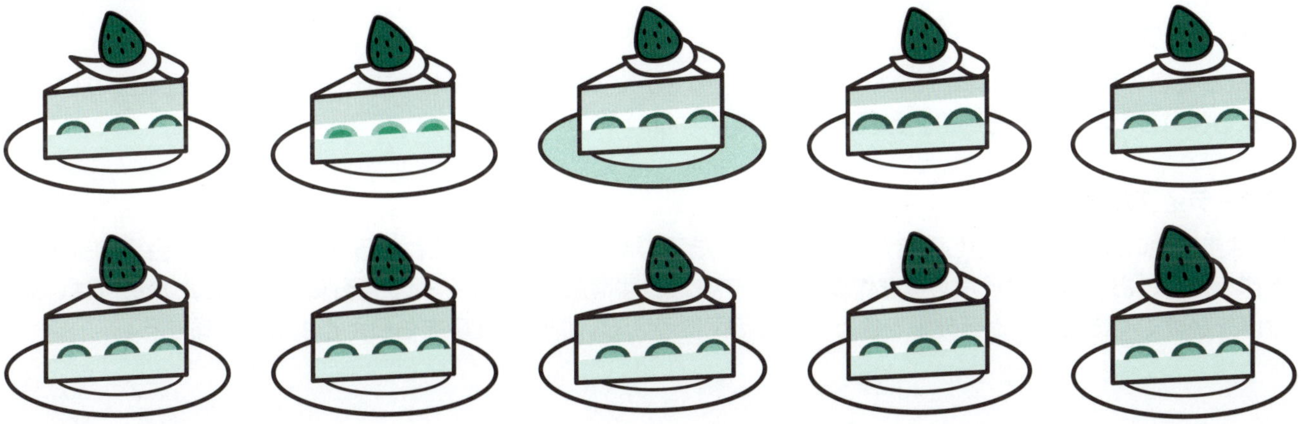

DAY 17 再発予防に活かすためのワーク

コミュニケーションスキルを磨こう【DAY13-18】

アサーティブなコミュニケーションの練習をしよう～職場編～

以下の場面で、アサーティブな自己表現ができるように練習してみましょう。

場面設定 1

あなたは現在、係長です。上司である課長から、夕方になってから「この資料、明日の会議で使うから、今日中にまとめておいてくれよ」と頼まれました。その資料は 3 日前から課長の机の上に放置されていたものでした。その日の夜に何か予定があるわけではないのですが、今日は早く帰って好きな映画の DVD でも見ようと思っていたため、なんだか気持ちがすっきりしません。

このような状況で、課長にどのように接すればよいのでしょうか？

パッシブの例）

課長の指示なので、何も言わずに、夜遅くまで残業して、何とか会議の資料を仕上げる。

アグレッシブの例）

「今日中っておっしゃいますけど、この資料、課長の机の上に 3 日間も置きっぱなしだったじゃないですか。私にだって、いろいろと予定があるんですから、もっと計画的に仕事を依頼してくださいよ」と課長の非を責め、仕事を断る。

アサーティブの例）

「明日の会議で使うのであれば何とかしなければなりませんね。頑張ります。でも、もう少し時間的な余裕があった方が、より良い資料が作れると思いますので、今度からもう少し早めにご指示をいただけると助かります」と自分の気持ちを伝える。

場面設定 2

あなたは 1 か月前に、異動で現在の部署にやってきました。本当は違う部署に異動希望を出していたのですが、自分の希望とは全然違う部署に配置されてしまいました。しかも、現在の部署の人たちは、皆忙しそうで、誰もこの部署の仕事内容について教えてくれません。

このような状況で、職場の周りの人たちにどのように接すればよいのでしょうか？

パッシブの例）

自分の異動希望も叶わず、さらに新しい部署でも誰も相手にしてくれないなんて、きっと自分はこの会社に必要とされていないのだ、と落ち込み自分の殻に閉じこもる。

アグレッシブの例）

「私だってこの部署に来たくて来たんじゃないんですよ。この部署の仕事なんてモチベーションもわかないし、興味もないので、どうでもいい」と反抗的な態度をとる。

アサーティブの例）

「私はまだ他の部署から異動してきたばかりで、まだこの部署の仕事はよくわからないのですが、会議の議事録を作ったり、お客様への見積もりを作成したりすることは得意ですから、何か自分にできることがあれば、ぜひ声をかけてください」と自分のできる仕事を伝えたうえで、周囲に仕事をもらえるように依頼する。

→明日は、コミュニケーションを円滑にするテクニックを学んでいきます。

生活記録

	今日の生活記録	明日の予定
	月　日	月　日
5:00		
6:00		
7:00		
8:00		
9:00		
10:00		
11:00		
12:00		
13:00		
14:00		
15:00		
16:00		
17:00		
18:00		
19:00		
20:00		
21:00		
22:00		
23:00		
0:00		
1:00		
2:00		
3:00		
4:00		
睡眠時間	(時間)	(時間)
外出時間	(時間)	(時間)
歩数	(歩)	(歩)

気分や意欲など

大変良い …5　まあまあ良い… 4　普通 …3
あまり良くない… 2　大変悪い… 1

気分	意欲	睡眠	食欲	主観的健康度※

※「気分」、「意欲」、「睡眠」、「食欲」の合計点

第3週終了(DAY21)時点の到達目標

・職場での生活を具体的にイメージしながら、就業時間中は外で活動できるようになる(一日8時間以上の外出が目標)。
・仕事に関連する書籍を読むなど、日中も仕事を意識した生活が送れるようになる。

今日の食生活（朝・昼・晩・間食）

朝	
昼	
晩	
間食	

今日の「思考能力回復のためのワーク」の内容（図書館などで行ったワークの内容）

今日一日を振り返っての気付きと感想

明日一日の目標（意識したいこと）

DAY 18 思考能力回復のためのワーク

月　　日（　）

次の式を完成させるために、あてはまる数字を（　）の中の空いている○または□に書き入れましょう。

① ○ − □ ＝ 4
（⑦，□）、（○，2）、（○，5）

② ○ ＋ □ ＝ 13
（④，□）、（○，7）、（○，8）

③ ○ ＋ 5 − □ ＝ 11
（○，1）、（⑥，□）、（○，2）、（⑨，□）

④ 2 ＋ ○ ＋ □ ＝ 13
（⑨，□）、（○，4）、（○，3）、（⑥，□）

⑤ ○ − □ − 3 ＝ 4
（○，1）、（○，2）、（⑦，□）

⑥ ○ ＋ 2 − □ ＝ 8
（○，2）、（⑨，□）、（⑥，□）、（○，1）

⑦ ○ ＋ □ − 5 ＝ 1
（○，2）、（③，□）、（⑤，□）、（○，0）

⑧ ○ − 2 ＋ □ ＝ 3
（②，□）、（○，5）、（①，□）

⑨ 3 ＋ ○ − □ ＋ 4 ＝ 9
（○，1）、（⑤，□）、（○，7）、（⑧，□）

最近読んだ、読み物（新聞記事や雑誌、書籍）のなかで気に入った文章を要約してみましょう。
パソコンなどへの入力でも構いません。（400 字）

熟語しりとり

二字熟語が続くように、□にあてはまる漢字を（　　）の中から選んで書きましょう。

出 → □ → □ → □ → □ → □ → □

（論・想・規・理・口・定）

最 → □ → □ → □ → □ → □ → □

（日・恋・明・文・数・初）

大 → □ → □ → □ → □ → □ → □

（長・外・関・身・屋・心）

DAY 18 再発予防に活かすためのワーク

コミュニケーションスキルを磨こう【DAY13-18】

コミュニケーションを円滑にするテクニックを学ぼう

ここでは、コミュニケーションを円滑にするための代表的なテクニックについて、勉強してみましょう。

①伝えにくいことは「サンドイッチ」で伝える

職場では、言いにくくても言わなければならないことがたくさんあります。このような場合、サンドイッチ（具を2枚のパンで挟む）のように、「誉める」-「伝えにくいことを伝える」-「誉める」という伝え方をすることで、相手に嫌な感情を抱かせずに済むことがあります。ここでは、この「サンドイッチ」で伝える技術の練習をしてみましょう。

（演習1）部下のお客様に対するいい加減な仕事ぶりを叱りたいときの言葉

（演習2）上司からの期待に応えられそうにないときの言葉

回答例

（演習1）最近、仕事よく頑張っているね。でも、今回のお客様に対するあのいい加減な対応はきちんと反省してもらいたいな。まあ、自分も君に期待しているから、あえて言うんだけどね。

（演習2）いつも目をかけていただきありがとうございます。実はこの前任せていただいた仕事なのですが、期待された成果が出せそうになくて。でも、○○さんのことを信頼しているので、率直に相談させていただきました。

② YOU メッセージよりも I メッセージで

人は誰でも、自分の気持ちを相手に理解して欲しいと願っているわけですが、実は多くの場合、自分自身が自分の気持ちを適切に理解していません。つまり、相手への要望や非難感情が先立ってしまい、自分が一体どう思い、どうして欲しいのかが明確でなくなってしまうのです。そこで、常に自分の気持ちを明確につかむために、「I（私は）」で始まる会話を意識してみましょう。

（演習3）君はいつも人の話を最後まで聞かない悪い癖があるね。

（演習4）あなたはいつもものごとを悪い方向にしか解釈できないのね。

回答例

（演習3）私はあなたに、最後まできちんと話を聞いてもらいたいと思っています。

（演習4）私はあなたがもう少し前向きにものごとを捉えてくれたらよいと思っています。

③人に注文を付けるときは、「Why ＋過去の否定的な表現」より「How ＋未来の肯定的な表現」で

人は「なんでそんなことをしてしまったんだ」といった具合に「Why+ 過去の否定的な表現」をされると、非常に強い心理的な圧迫感を受けてしまい、コミュニケーションが成立しづらくなります。このような場合「今後はどうしていこうか」という「How ＋未来の肯定的な表現」を用いることが適切です。

（演習5）なんでそんな簡単なミスを犯してしまったんだ！

回答例

（演習5）今後、そのような簡単なミスを犯さないためには、どうしたらよいのだろう？

→明日からは、考え方を柔軟にする方法について学んでいきます。

生活記録

	今日の生活記録	明日の予定
	月　日	月　日
5:00		
6:00		
7:00		
8:00		
9:00		
10:00		
11:00		
12:00		
13:00		
14:00		
15:00		
16:00		
17:00		
18:00		
19:00		
20:00		
21:00		
22:00		
23:00		
0:00		
1:00		
2:00		
3:00		
4:00		
睡眠時間	(時間)	(時間)
外出時間	(時間)	(時間)
歩数	(歩)	(歩)

気分や意欲など

大変良い …5　まあまあ良い… 4　普通 …3
あまり良くない… 2　大変悪い… 1

気分	意欲	睡眠	食欲	主観的健康度※

※「気分」、「意欲」、「睡眠」、「食欲」の合計点

第3週終了（DAY21）時点の到達目標

・職場での生活を具体的にイメージしながら、就業時間中は外で活動できるようになる（一日8時間以上の外出が目標）。
・仕事に関連する書籍を読むなど、日中も仕事を意識した生活が送れるようになる。

今日の食生活（朝・昼・晩・間食）

朝	
昼	
晩	
間食	

今日の「思考能力回復のためのワーク」の内容（図書館などで行ったワークの内容）

今日一日を振り返っての気付きと感想

明日一日の目標（意識したいこと）

思考能力回復のためのワーク

月　　日（　）

次の式を完成させるために、あてはまる数字を（　）の中の空いている○または□に書き入れましょう。

① ○ ＋ □ － 2 ＝ 3
（○，1）、（3，□）、（5，□）

② ○ ＋ 7 ＋ □ ＝ 15
（○，3）、（7，□）、（6，□）、（○，4）

③ ○ － □ ＋ 3 ＝ 9
（○，0）、（○，2）、（7，□）、（9，□）

④ ○ － 4 － □ ＝ 2
（9，□）、（○，2）、（6，□）、（7，□）

⑤ ○ ＋ 9 ＋ □ ＝ 14
（○，1）、（5，□）、（3，□）

⑥ 5 ＋ ○ － □ ＝ 8
（○，2）、（9，□）、（○，4）、（8，□）

⑦ ○ ＋ 5 － □ ＝ 9
（○，0）、（7，□）、（○，2）、（○，1）

⑧ ○ － 3 ＋ □ ＝ 7
（2，□）、（○，6）、（3，□）、（○，1）

⑨ 2 ＋ ○ － □ ＝ 3
（○，3）、（6，□）、（○，4）、（9，□）

最近読んだ、読み物（新聞記事や雑誌、書籍）のなかで気に入った文章を要約してみましょう。
パソコンなどへの入力でも構いません。（400 字）

単語記憶テスト

次の言葉を２分間でできるだけたくさん覚えてください。
その後、本冊子を閉じて覚えた言葉をメモ用紙などにできるだけ多く書き出しましょう。

あいず	もやし	すもう	かびん	せいふ
つらら	ぎたい	おどり	じだい	こころ
たたみ	きぞく	らいと	ねらい	えんそ
じどう	うしろ	けつい	こあら	すいか
らんち	ぽぷら	ちいき	さいじ	くすみ

DAY 19 再発予防に活かすためのワーク

前向きで柔軟な認知を獲得しよう【DAY19-25】

頭の柔軟性を取り戻そう

人は年をとると頑固になるといわれます。これは、さまざまな経験を積むことによって、「こういう場面ではこのようにやればうまくいく」といった必勝パターンが形成される、いわゆる学習効果の影響が大きいと考えられています。

確かにこのような必勝パターンは、経験知として重宝されることも多いですが、その反面「このようにやればうまくいく」と思っていたのにうまくいかなかった場合、強いストレスを感じることになるのです。

人の身体は年とともに柔軟性が失われ、それを防ぐには日頃からストレッチのような柔軟体操をすることが有用です。それと同じように、頭の柔軟性を失わないようにするためには、頭の柔軟体操が必要なのです。ここでは、その方法について学んでみましょう。

まず、下の表に、自分の中で決め事にしていること（これを「マイルール」と呼びます）を 5 つ書き出してみましょう。仕事に関係あることでも、全くのプライベートなことでも結構です。例えば、「朝ご飯にはパンを食べる」、「ニュースは NHK しか見ない」、「部下より先には帰らない」など、自分の中の習慣であれば何でも結構です。ただし、法律など規則で決まっていることや、「電車の中で携帯電話の通話は、しない」といった社会的なルールとして確立されているものはこれに当たりません。

自分の中の決め事（マイルール）	順位

マイルールを 5 つ書けたら、次に、その中で最も破ることが簡単そうなものから 1 から順に順位を付けてみてください。あとは実際に、1 位から順番にそのルールを破ってみてください。

また、マイルールを見つけることができなかった方は、相当に頭がかたい人といえます。どんな人でも、自分なりのこだわりや習慣があるものですから、もう一度、よく振り返ってみてください。

この頭の柔軟体操のねらいは、マイルールを破っても大したことは起こらないことを体験してもらうことに加え、いつもと違った経験から、新しい発見があるかもしれないということを感じてもらう点にあります。前述の例で言えば、朝ご飯を手軽なパンで済ませていた人が白米を食べてみたら、意外と腹持ちが良くて午前中の集中力がアップするといったことが起こるかもしれません。たまに民放のニュースを見てみたら、いつもと違った視点の考えが聞けて新しい発見があるかもしれません。ひょっとしたら普段見ない CM をきっかけに、話が合わなかった子供との共通の話題ができるかもしれません。これまでは部下より早く帰ることが後ろめたいと感じていた人も、自分が早く帰ることで、部下の帰りも早くなったり、部下が自主的に仕事を進めるようになったりするかもしれません。

自分が長年、当たり前のように習慣化してきたことでも、意外と合理的でないこともよくあります。このような頭の柔軟体操をたまに行うことで、いつまでも柔軟な考え方を保てるように心掛けてみてください。

→明日は、前向きな考え方をもつコツを学んでいきます。

生活記録

	今日の生活記録	明日の予定
	月　日	月　日
5:00		
6:00		
7:00		
8:00		
9:00		
10:00		
11:00		
12:00		
13:00		
14:00		
15:00		
16:00		
17:00		
18:00		
19:00		
20:00		
21:00		
22:00		
23:00		
0:00		
1:00		
2:00		
3:00		
4:00		
睡眠時間	(時間)	(時間)
外出時間	(時間)	(時間)
歩数	(歩)	(歩)

気分や意欲など

大変良い …5　まあまあ良い… 4　普通 …3
あまり良くない… 2　大変悪い… 1

気分	意欲	睡眠	食欲	主観的健康度※

※「気分」、「意欲」、「睡眠」、「食欲」の合計点

第3週終了(DAY21)時点の到達目標

- 職場での生活を具体的にイメージしながら、就業時間中は外で活動できるようになる(一日8時間以上の外出が目標)。
- 仕事に関連する書籍を読むなど、日中も仕事を意識した生活が送れるようになる。

今日の食生活（朝・昼・晩・間食）

朝	
昼	
晩	
間食	

今日の「思考能力回復のためのワーク」の内容(図書館などで行ったワークの内容)

今日一日を振り返っての気付きと感想

明日一日の目標（意識したいこと）

DAY 20 思考能力回復のためのワーク

月　　日（　）

次の式を完成させるために、あてはまる数字を（　）の中の空いている○または□に書き入れましょう。

① 7 ＋ ○ － 3 － □ ＝ 8

（⑥，□）、（○，1）、（⑨，□）、（○，3）

② 5 ＋ ○ － 1 ＋ □ ＝ 11

（⑤，□）、（○，1）、（④，□）、（⑦，□）

③ ○ － 2 － 3 － □ ＝ 1

（⑦，□）、（○，0）、（⑧，□）、（○，3）

④ 2 ＋ ○ ＋ □ － 1 ＝ 6

（③，□）、（○，1）、（⑤，□）

⑤ ○ － 1 ＋ 5 ＋ □ ＝ 10

（③，□）、（○，2）、（⑤，□）、（⑥，□）

⑥ 5 ＋ ○ － 2 － □ ＝ 9

（○，1）、（○，3）、（⑧，□）、（○，0）

⑦ 9 － ○ － 2 ＋ □ ＝ 13

（○，8）、（○，7）、（③，□）、（⓪，□）

⑧ ○ － 3 ＋ 2 ＋ □ ＝ 11

（⑨，□）、（○，6）、（○，4）、（⑤，□）

⑨ 7 ＋ ○ ＋ □ － 3 ＝ 12

（⑧，□）、（②，□）、（○，3）、（○，7）

最近読んだ、読み物（新聞記事や雑誌、書籍）のなかで気に入った文章を要約してみましょう。
パソコンなどへの入力でも構いません。（400 字）

ナンバープレイス（ナンプレ）

空欄すべてを埋めましょう。

ルール

①すべてのタテ列、横列に 1 から 9 までの数字がひとつずつ入ります。

②太い線で囲まれた 3 マス× 3 マスのブロックには、1 から 9 までの数字がひとつずつ入ります。

※問題の解き方のコツについては、インターネットなどで検索しても構いません。

		9				7		
	3		5		8		9	
4				7				5
	8		7		9		4	
		1				5		
	6		1		2		8	
7				6				9
	5		8		7		3	
		6				1		

（出題　タイムインターメディア）

DAY 20 再発予防に活かすためのワーク

前向きで柔軟な認知を獲得しよう【DAY19-25】

自分の長所・短所を見つめ直そう

現在、心の健康問題で職場を休まれている皆さんの中には、「みんな大変なのに、自分だけ職場を休むことになってしまい申し訳ない」、「もう一度職場に戻って、仕事がうまくできるか不安だ」などと、自分に自信を無くし、職場復帰に対しても不安を感じている人も少なくないでしょう。

そこで、今日は自分の長所に注目し、自信を回復するためのトレーニングをしてみましょう。

まず、下の表に、自分の長所と短所を５個ずつ記入してみてください。

自分の長所		自分の短所	
①		①	
②		②	
③		③	
④		④	
⑤		⑤	

次に、自分の短所をポジティブな言葉に置き換えてみましょう。

例えば、自分の短所として「せっかち」をあげた場合、それを別の面から見れば「決断が早い」といった、ポジティブな捉え方もできます。他にも、「仕事が遅い」→「慎重に仕事を進める」、「自分勝手」→「自分の意見を主張できる」など、長所と短所が表裏一体になっていることに注目し、自分の短所をポジティブに捉える練習をしましょう。

自分の短所をポジティブな言葉に置き換え	
①	
②	
③	
④	
⑤	

長期療養のために職場を離れた場合、どうしても「自分はダメな人間なのだ」と自らのことを否定的に捉えてしまいがちです。しかし、このように捉えてしまうことで、ますます自分に対する信頼感を失ってしまい、職場復帰に向けても必要以上の不安を感じてしまうことが少なくありません。自分への信頼感を取り戻すことも、職場復帰に備えるための重要なポイントです。自分に自信を無くしかけた時には、このように短所をポジティブな側面から捉え直すような練習をしてみましょう。

→明日は、認知療法の基本を学びます。

生活記録

	今日の生活記録	明日の予定
	月　日	月　日
5:00		
6:00		
7:00		
8:00		
9:00		
10:00		
11:00		
12:00		
13:00		
14:00		
15:00		
16:00		
17:00		
18:00		
19:00		
20:00		
21:00		
22:00		
23:00		
0:00		
1:00		
2:00		
3:00		
4:00		
睡眠時間	(時間)	(時間)
外出時間	(時間)	(時間)
歩数	(歩)	(歩)

気分や意欲など

大変良い …5　まあまあ良い… 4　普通 …3
あまり良くない… 2　大変悪い… 1

気分	意欲	睡眠	食欲	主観的健康度※

※「気分」、「意欲」、「睡眠」、「食欲」の合計点

第3週終了(DAY21)時点の到達目標

・職場での生活を具体的にイメージしながら、就業時間中は外で活動できるようになる(一日8時間以上の外出が目標)。
・仕事に関連する書籍を読むなど、日中も仕事を意識した生活が送れるようになる。

今日の食生活 (朝・昼・晩・間食)

朝	
昼	
晩	
間食	

今日の「思考能力回復のためのワーク」の内容(図書館などで行ったワークの内容)

今日一日を振り返っての気付きと感想

明日一日の目標 (意識したいこと)

DAY 21 思考能力回復のためのワーク

月　　日（　）

次の式を完成させるために、あてはまる数字を（　）の中の空いている○または□に書き入れましょう。

① ○ +9 − 3 + □ = 11

（①, □）、（○, 5）、（②, □）

② 5 − ○ + □ +3 = 12

（○, 4）、（④, □）、（⑤, □）、（○, 6）

③ ○ +4 − □ +3 = 12

（⑥, □）、（○, 4）、（○, 3）、（⑦, □）

④ ○ − 1 − □ − 3 = 2

（⑥, □）、（○, 2）、（⑨, □）、（○, 1）

⑤ ○ − 3 + □ +7 = 8

（①, □）、（○, 2）、（○, 4）

⑥ ○ +7 − □ − 3 = 8

（⑥, □）、（○, 1）、（⑨, □）、（○, 3）

⑦ ○ +5 + □ − 2 = 10

（⑤, □）、（○, 3）、（⑦, □）、（○, 1）

⑧ 2 + ○ − □ +4 = 9

（○, 1）、（⑨, □）、（○, 2）、（⑧, □）

⑨ ○ +9 − 2 − □ = 13

（○, 2）、（○, 3）、（⑦, □）、（⑥, □）

最近読んだ、読み物（新聞記事や雑誌、書籍）のなかで気に入った文章を要約してみましょう。パソコンなどへの入力でも構いません。（400 字）

次の文章で間違っている箇所（1か所、漢字とは限りません）を訂正しましょう。

- 引っ越しを機にベットを新調しようと思う。
- その記事は、紙面の関係で割合いたします。
- 今度のプロジェクトを成功させて汚名挽回するぞ。
- 彼女の発言はいつも的を得ており、感心させられる。
- 大臣は、苦汁の決断として、その提案を受け入れた。
- 健康のためには、人間ドッグを毎年かかさずに受けることが大切です。

DAY 21　再発予防に活かすためのワーク

前向きで柔軟な認知を獲得しよう【DAY19-25】

認知療法の基本を学ぼう

あなたは職場で以下のような出来事を体験したとき、どんな気持ちを抱くでしょうか？

場面設定

あなたは入社５年目の社員です。あなたが他の仕事に追われていて時間がない中で書いた企画書に対し、入社以来、優しく丁寧に指導してくれていた先輩から「こんな手を抜いた企画書では、お客さんが納得してくれるわけがないじゃないか。もう新人ではないのだから、もっと高い意識を持って仕事をしてください」と少しきつい口調で叱責されました。

このようなとき、あなたが抱く気持ちを思いつくだけ書いてみましょう。また、その気持ちの強さを非常に強い場合を100％として、表してみましょう。

例）驚き80％、不安70％、怒り60％

人は、ある出来事が起こると、その出来事に対してさまざまな気持ちを抱きます。この気持ちは出来事に対する直接的な反応と思われがちですが、実はそこには人それぞれが有する考え方、捉え方が大きく影響しています。例えば、驚きを感じた人は、「優しく指導してくれた先輩がきつい口調で叱責することなんてないと思っていた」というような考え方が根底にあったはずですし、不安を感じた人は「これまでは優しくしてくれていたのに、叱責されるなんて見捨てられてしまったのではないか？」と考え、怒りを感じた人は「忙しくて時間がなかった自分の状況を先輩は全く理解してくれていない！」と考えていたのではないでしょうか。

このような、気持ちは出来事に対する個人の考え方・捉え方というフィルターを通した反応である、という理論を最もわかりやすく説明したものが、臨床心理学者のアルバート エリスのABC理論です。

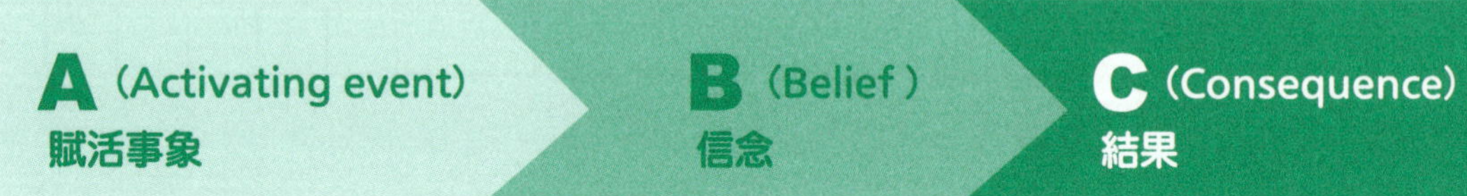

A（Activating event 賦活事象）：さまざまな感情を引き起こすきっかけとなる出来事
B（Belief 信念）：出来事に対する考え方・捉え方
C（Consequence 結果）：結果として生じてくる気持ち、感情

つまり、今回の先輩に叱責されたという出来事も、「これまでは優しかった先輩が、厳しいことを言うなんて、自分も一人前扱いしてもらえるようになったんだ」と考えることができれば、その結果として生じてくる気持ちは希望的なものになるでしょうし、「きっと先輩は自分に期待してくれているから、お客さんに出す前に厳しく指導してくれたんだ」と捉えられれば感謝の気持ちがわいてくるでしょう。

職場においては、つらいこと、厳しいこと、逃げ出したいこと、さまざまな出来事（A）が起こります。また、必ずしもそのような出来事を避けられるわけでありません。そのような出来事に対し、ポジティブな気持ちになるかネガティブな気持ちを抱くか（C）は、その人の持つ考え方・捉え方（B）次第なのです。

認知療法とは、この考え方・捉え方に対し不合理で歪んだ認知を修正することによって、結果として生じる気持ちに変化をもたらそうとする心理療法なのです。

→ DAY24（P.88）では、認知の修正の仕方をみてみましょう。

生活記録

	今日の生活記録	明日の予定
	月　日	月　日
5:00		
6:00		
7:00		
8:00		
9:00		
10:00		
11:00		
12:00		
13:00		
14:00		
15:00		
16:00		
17:00		
18:00		
19:00		
20:00		
21:00		
22:00		
23:00		
0:00		
1:00		
2:00		
3:00		
4:00		
睡眠時間	(時間)	(時間)
外出時間	(時間)	(時間)
歩数	(歩)	(歩)

気分や意欲など

大変良い …5　まあまあ良い… 4　普通 …3
あまり良くない… 2　大変悪い… 1

気分	意欲	睡眠	食欲	主観的健康度※

※「気分」、「意欲」、「睡眠」、「食欲」の合計点

第3週終了(DAY21)時点の到達目標

・職場での生活を具体的にイメージしながら、就業時間中は外で活動できるようになる(一日8時間以上の外出が目標)。
・仕事に関連する書籍を読むなど、日中も仕事を意識した生活が送れるようになる。

今日の食生活 (朝・昼・晩・間食)

朝	
昼	
晩	
間食	

今日の「思考能力回復のためのワーク」の内容(図書館などで行ったワークの内容)

今週1週間を振り返っての気付きと感想(到達目標に対する自己評価も含めて)

明日(DAY22)、明後日(DAY23)は休養日です。
職場復帰後も、休日をどのように過ごすかは重要なポイントです。職場復帰後を見据えて、自分にとって最も心地よい休日の過ごし方を考えてみましょう。

生活習慣からメンタルヘルスを考える～アルコール～

アルコールにまつわる誤解

昔から「酒は百薬の長」などといわれ、アルコールは緊張をほぐしたり気分をよくしたりするため、適度な飲酒は薬にも勝るなどと考えられてきました。酒飲みの都合のよい逃げ口上のようにも思われますが、実際に適度なアルコール摂取は、死亡の相対リスクを下げるという報告もあり、あながち間違った話とはいえません。

しかし、これはあくまで「適度」な飲酒に限った話で、下のグラフを見ると、男性では1日平均アルコール消費量が10 ～ 19gの時に、女性では0 ～ 9gの時に最も死亡の相対リスクが低くなっていることがわかります。ビール500ml、日本酒1合がアルコール約20gに相当しますので、適正飲酒といわれるアルコール量は、かなり少量であることがわかるでしょう。

過度な飲酒が、死亡の相対リスクを高めることは事実ですし、アルコールを分解する酵素(ALDH2)が欠損している人や、働きが弱い人(日本人では44%にも及びます) は、アルコールを摂取することが非常に苦痛であり、身体的に重大なダメージを受けることがありますので、飲酒は避けなければなりません。

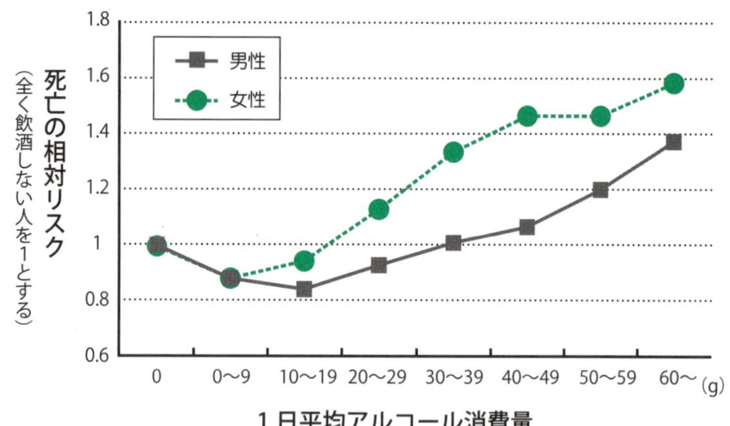

Holman CD, English DR, Milne E et al. Meta-analysis of alcohol and all-cause mortality: a validation of NHMRC recommendations. MJA 164: 141-145, 1996.

お酒が睡眠に与える悪影響

眠れないときにお酒を飲むと寝つきが良くなるといって、睡眠薬の代わりに寝酒をする人を見かけます。特に日本では「睡眠薬よりお酒の方が安全」という誤解をしている人が多いせいか、世界各国との比較で、日本人は不眠のために医療機関を受診する割合が非常に少なく、そのかわりに不眠を解消するためにアルコールを摂取する割合が高いことがわかっています。

アルコールを摂取すると、寝つきが良くなるのは事実です。これは、アルコールが興奮系の神経伝達物質であるグルタミン酸の働きを抑え、抑制系の神経伝達物質であるギャバの受容体を刺激することで、鎮静や催眠の作用を発揮するためです。

ところが、アルコールは睡眠の後半で眠りを浅くしてしまう作用もあり、結果として睡眠の質を落とし、途中で目を覚ましたり、朝早くに覚醒してしまったりと、良質な睡眠を妨げてしまいます。また、飲酒による水分摂取とアルコールが抗利尿ホルモンという尿の産生を抑えるホルモンの働きを阻害することにより、トイレが近くなります。その結果、睡眠は分断されやすくなります。さらに、アルコールが舌の筋肉の働きを弱めたり、鼻粘膜の血流を増やし粘膜が腫れて鼻を詰まらせたりする結果として、いびきをかきやすくなります。いびきをかいているときには、体は十分な酸素を取り込めないため、睡眠が浅くなり中途覚醒が増え、熟睡感が減ってしまいます。

つまり、アルコールは確かに寝つきを助けますが、睡眠の質を低下させ、熟睡感を得られなくさせるという弊害がありますので、睡眠にとっては悪影響の方が大きいといえます。

治療中は可能な限り禁酒を、最低でも週２日の休肝日と寝酒の禁止を

心の健康問題の治療薬として用いられている抗うつ薬、抗不安薬、睡眠薬などはいずれも、アルコールとの飲み合わせが悪く、同時に摂取をすると薬の作用が強く出すぎてしまうといった危険性があります。そのため、原則として治療中は禁酒することが望ましいといえます。

禁酒がどうしても困難な場合で、主治医が飲酒の許可を出した場合であっても、寝酒は上述のように睡眠に大きな悪影響を及ぼしますので、絶対に避け、前述の適正な飲酒量を晩酌として夕飯時に摂取する程度に留めましょう。また、アルコールを毎日飲み続けることによって、アルコールに対する耐性ができてしまい、はじめに得られた睡眠効果や不安を和らげる効果などが次第に弱まってしまいます。そのため、飲酒量が次第に増加し、結果としてアルコール依存症になるリスクを高めてしまいますので、必ず週2日以上の休肝日を設けるようにしましょう。

生活記録

	今日の生活記録 月　日	明日の予定 月　日
5:00		
6:00		
7:00		
8:00		
9:00		
10:00		
11:00		
12:00		
13:00		
14:00		
15:00		
16:00		
17:00		
18:00		
19:00		
20:00		
21:00		
22:00		
23:00		
0:00		
1:00		
2:00		
3:00		
4:00		
睡眠時間	（時間）	（時間）
外出時間	（時間）	（時間）
歩数	（歩）	（歩）

気分や意欲など

大変良い …5　まあまあ良い… 4　普通 …3
あまり良くない… 2　大変悪い… 1

気分	意欲	睡眠	食欲	主観的健康度※

※「気分」、「意欲」、「睡眠」、「食欲」の合計点

今日の食生活（朝・昼・晩・間食）

朝	
昼	
晩	
間食	

今日楽しかったこと、嬉しかったこと

今日一日を振り返っての気付きと感想

休養日になると、生活リズムを乱してしまう方が少なくありません。
しかし、生活リズムの大きな乱れは、翌日以降の生活の立て直しを困難にしてしまいます。
平日と休日の起床時間の変化は、あっても1、2 時間程度に留めるように気をつけましょう。

DAY 23 【コラム⑥】　　　　月　　日（　）

生活習慣からメンタルヘルスを考える～食事～

ストレスがたまると過食になったり、不安や緊張で食欲がなくなったりと、食欲とメンタルヘルスが密接に関連していると感じた経験がある方は多いのではないでしょうか。実は近年、ストレスと食欲には密接な関係があることが科学的にも実証されつつあります。

ストレスがたまると食欲が亢進するメカニズム

ストレスとなる出来事が起こると、私たちの体の中では、ストレスから体を守るためにさまざまなホルモンが分泌されます。その代表的なものが副腎という臓器から分泌されるコルチゾールとアドレナリンです。この二つのホルモンには、心拍数を上げる、呼吸数を多くする、血圧を上げる、血糖を上げる、炎症を抑えるといった作用があり、ストレスと闘えるように準備を整えてくれます。その一方で、これらのホルモンには食欲を刺激する作用もあるのです。

さらに、ストレスと闘った後には、副交感神経（人の身体をリラックスさせる神経）が活発になり、傷ついた心身を癒します。「食べる」という行動にも副交感神経を活性化させる作用があり、こういったこともストレス後の過食の原因になっていると考えられます。

脂質や糖質の過剰摂取はストレスのサイン

さて、ストレスがたまったときに、どのような物を食べたくなるでしょうか？ 野菜や海藻などの味が淡泊な物を欲する人はあまり多くなく、男性ではついついカレーライスにトンカツをトッピングしてしまいたくなったり、女性では食後に何か甘いお菓子を食べたくなってしまったりと、脂っこい物や甘い物が欲しくなるという人が多いようです。

最近、これにも科学的な根拠があることがわかってきました。脂肪のなかでもオレイン酸やリノレン酸などの遊離脂肪酸を食べることによって、脳内麻薬といわれるエンドルフィンが分泌され、満足感が得られるのです。これが脂っこい物が食べたくなるメカニズムです。他にも甘い物や味の濃い食べ物に手が伸びることが多いと思いますが、同様のメカニズムが働いているといわれています。

さらに、私たちの脳はエンドルフィンが分泌される食べ物によって得られる満足感を記憶してしまう習性をもっており、この習性がポテトチップスやチョコレートを一度食べ始めると止められないという現象につながってしまうようです。

ですから、このような現象を逆手にとって、脂質や甘い物、味の濃い物を多く欲するようになり、食欲や体重に変化が現れた際には、それがストレスのサインであると認識することも重要なのです。

メンタルヘルスに良い食生活

心身のバランスを整えるためには、規則正しい食生活が重要です。毎日、規則正しい時間に食事をとることで、自律神経の働きを整え、体のリズムを作り出す効用があるといわれています。そのため、朝食を食べなかったり、夜遅くに食事をしたりすることは避けることが望ましいといえます。

では、どのような食べ物がメンタルヘルスに良いのかといえば、ストレス時代を生き抜くために脳を活性化するブレインフーズという概念が最近、注目を集めています。その代表格は大豆食品や乳製品などです。これらは脳内の神経伝達物質（俗に脳内ホルモンと呼ばれているもの）のもととなる大切な食品なのです。

例えば大豆食品には、チロシンやレシチンという栄養素が多く含まれており、これらは人の集中力の源となるノルアドレナリンや、脳の老化予防に重要なアセチルコリンの原料となります。また、乳製品には、その不足がうつ病の主原因とされているセロトニンの原料となるトリプトファンが多く含まれています。

ただし、食事についてはまだ十分な科学的根拠が示されていないことも多く、また、現代においてバランスの良い食生活をしている限りは、特定の栄養素が大幅に欠乏してしまうということもありません。そういった点を考えると、偏食や不規則な食生活を避け、1日3回、規則正しい時間に食事をとるという当たり前の食生活が、メンタルヘルスには良いといえるのです。

生活記録

	今日の生活記録	明日の予定
	月　　日	月　　日
5:00		
6:00		
7:00		
8:00		
9:00		
10:00		
11:00		
12:00		
13:00		
14:00		
15:00		
16:00		
17:00		
18:00		
19:00		
20:00		
21:00		
22:00		
23:00		
0:00		
1:00		
2:00		
3:00		
4:00		
睡眠時間	（時間）	（時間）
外出時間	（時間）	（時間）
歩数	（歩）	（歩）

気分や意欲など

大変良い …5　まあまあ良い… 4　普通 …3
あまり良くない… 2　大変悪い… 1

気分	意欲	睡眠	食欲	主観的健康度※

※「気分」、「意欲」、「睡眠」、「食欲」の合計点

第4週終了（DAY28）時点の到達目標

- 模擬通勤や日中の活動など、復職後と同様の生活が送れるようになる。
- 一日10時間以上は家の外で過ごせ、仕事に近い負荷（仕事に関連する書籍を読む）を経験する。

今日の食生活（朝・昼・晩・間食）

朝	
昼	
晩	
間食	

今日楽しかったこと、嬉しかったこと

今日一日を振り返っての気付きと感想

来週に向けての抱負

職場復帰のためのワーク4週目

月　　日（　）

DAY 24　思考能力回復のためのワーク

次の式を完成させるために、□にあてはまる記号［+、−、×、÷］を書きましょう。

7 □ 6 = 13	3 □ 7 = 21	2 □ 9 = 11
9 □ 3 = 27	6 □ 2 = 3	9 □ 3 = 3
12 □ 6 = 2	15 □ 8 = 7	16 □ 4 = 12
18 □ 2 = 16	6 □ 3 = 18	10 □ 3 = 13
8 □ 4 = 2	10 □ 5 = 2	5 □ 7 = 35
11 □ 7 = 4	12 □ 4 = 8	14 □ 8 = 6
8 □ 3 = 11	13 □ 4 = 17	15 □ 3 = 5
16 □ 4 = 4	7 □ 3 = 21	18 □ 2 = 9
24 □ 8 = 3	9 □ 4 = 13	4 □ 7 = 11
3 □ 6 □ 6 = 15	3 □ 6 □ 6 = 12	11 □ 2 □ 3 = 6
3 □ 2 □ 5 = 6	2 □ 2 □ 5 = 12	5 □ 9 □ 6 = 8
9 □ 2 □ 3 = 10	6 □ 3 □ 2 = 11	8 □ 2 □ 9 = 7
3 □ 4 □ 5 = 17	9 □ 2 □ 3 = 8	3 □ 5 □ 8 = 7
3 □ 9 □ 2 = 14	14 □ 2 □ 3 = 10	4 □ 3 □ 2 = 10
9 □ 4 □ 3 = 8	10 □ 3 □ 5 = 12	7 □ 9 □ 6 = 10
6 □ 5 □ 2 = 9	4 □ 4 □ 3 = 13	2 □ 5 □ 4 = 6
11 □ 4 □ 3 = 4	12 □ 3 □ 4 = 8	13 □ 4 □ 5 = 4
4 □ 2 □ 2 = 10	7 □ 2 □ 5 = 9	6 □ 3 □ 2 = 4
3 □ 5 □ 5 = 10	3 □ 8 □ 5 = 19	8 □ 2 □ 7 = 9

次の状況を想定してメールの文面を考えましょう。

親しくしている取引先から新たな顧客を紹介してもらった際のお礼の文面を考えましょう（なるべく自分の実際の仕事と結びつけて考えてください）。
パソコンもしくは、ノートに記入しましょう。

次の文で間違っている箇所（1か所とは限りません。また、漢字とは限りません）を訂正しましょう。

●素適なバックを見つけたので、嬉しくなって、つい衝動買いをしてしまった。

●抽選でヨーロッパ旅行総額10,000,000万円分の商品権をプゼレント

●請求金額についてお知らせいたすます。一つ50円の商品が500個で250,00円

●血官を若返らせる上でもっとも大切なのが毎日の食事です。ポイントは、塩分と摂取カロリーを減らすことです。完璧にできなくても、少しｓづつ減らして、毎日の食事を健康的なものにしていきしょう。

●アサーティブとは、相手を尊重しつつ、自分の意見や要求、環状を率直に、誠実に、対等に伝えるコミニケーションの方法です。アサーティブな表現ができると、一方的になったり、言葉をのみ込んだりすることなく「本当に伝えたいこと」が適切に伝わるようなります。

DAY 24 再発予防に活かすためのワーク

前向きで柔軟な認知を獲得しよう【DAY19-25】

認知療法の基本を学ぼう（デビッド・D・バーンズの10種類の認知の歪み）

あなたは職場で以下のような出来事を体験したとき、どんな気持ちを抱くでしょうか？また、そのような気持ちを抱く背景には、どのような考え方、捉え方があったでしょうか？

場面設定

あなたは入社以来 15 年間、ずっと営業部の営業担当者として、お客さんに商品を売ってきました。自分には営業という仕事は天職のように感じられており、生涯営業一筋で会社員生活を勤め上げたいと考えていました。その希望は、営業部長にも人事部長にも伝えていたのですが、今年の人事異動で突然、商品開発部への異動辞令が出ました。

DAY21 と同様に、自分の気持ちとその強さを書いてみましょう。

例）落胆 90%、驚き 90%、不安 70%

次に、そのような気持ちを抱くに至った考え方・捉え方にはどのようなものがあるか書いてみましょう。

例）落胆：ずっと営業で仕事がしたかったのに、役立たないから商品開発部に行かされた

驚き：自分はずっと営業部で仕事ができると思っていた

不安：営業も任せてもらえない自分が商品開発なんてできるわけがない

実は、このような否定的な気持ちを抱く場合には、考え方や捉え方に大きな歪みがある可能性が高いといえます。その歪みの分類について有名なデビッド・D・バーンズの 10 種類の認知の歪みについて見てみましょう。自分に当てはまるものはありませんか。

1. 全か無か思考　物事を白か黒、勝ちか負けかというように両極端に捉えてしまう
   例）自分は営業以外の仕事には価値が見いだせない
2. 過度の一般化　一つうまくいかないと、全部うまくいかないと思ってしまう
   例）自分は営業でも認められなかったのだから、商品開発部でもダメに決まっている
3. 心のフィルター　起こった出来事を全て悪い方向に解釈をしてしまう
   例）自分は営業マンとして失格と判断されたから異動させられたのだ
4. 拡大解釈と過小評価　嫌な出来事を大袈裟に捉え、良い部分を適切に評価できない
   例）営業部から異動なんて、自分はこの会社にとって不要な人物と評価されたに違いない
5. 感情的決め付け　自分の気分や感情が良いか悪いかによって物事を判断してしまう
   例）希望していた営業から外されるなんて、自分には生きている価値がない
6. マイナス化思考　中立的な出来事を自己否定的なマイナス方向に解釈してしまう
   例）商品開発部への異動は左遷人事に決まっている
7. 結論の飛躍　現実とは異なる悲観的で絶望的な結論を飛躍して出してしまう
   例）自分の得意な営業から外されるなんて、リストラされるに違いない
8. すべき思考　具体的な理由なしに『～すべき』と考えてしまう
   例）役立つ営業マンは、一生営業をやるべきだから、きっと自分は役立たない
9. レッテル貼り　部分的情報からネガティブな方向に全体を判断してしまう
   例）自分の天職を奪うなんて、営業部長も人事部長もひとでなしだ
10. 個人化　ネガティブな出来事の原因を、全て自分の責任へと還元してしまう
    例）自分の努力が足りなかったから、営業部にとどまることができなかったのだ

デビッド・D. バーンズ (著), 野村 総一郎 (翻訳), 関沢 洋一 (翻訳), 星和書店、2005 年

実際は長年の営業経験を新製品の開発に活かして欲しいという会社の思いがあったのかも知れません。希望していた部署からの異動でどういう気持ちになるのかは、やはりそこに介在する考え方・捉え方の違いが大きいのです。

→明日は、認知療法を実践してみましょう。

生活記録

	今日の生活記録	明日の予定
	月　日	月　日
5:00		
6:00		
7:00		
8:00		
9:00		
10:00		
11:00		
12:00		
13:00		
14:00		
15:00		
16:00		
17:00		
18:00		
19:00		
20:00		
21:00		
22:00		
23:00		
0:00		
1:00		
2:00		
3:00		
4:00		
睡眠時間	（時間）	（時間）
外出時間	（時間）	（時間）
歩数	（歩）	（歩）

気分や意欲など

大変良い …5　まあまあ良い… 4　普通 …3
あまり良くない… 2　大変悪い… 1

気分	意欲	睡眠	食欲	主観的健康度※

※「気分」、「意欲」、「睡眠」、「食欲」の合計点

第4週終了（DAY28）時点の到達目標

・模擬通勤や日中の活動など、復職後と同様の生活が送れるようになる。
・一日10時間以上は家の外で過ごせ、仕事に近い負荷（仕事に関連する書籍を読む）を経験する。

今日の食生活（朝・昼・晩・間食）

朝	
昼	
晩	
間食	

今日の「思考能力回復のためのワーク」の内容（図書館などで行ったワークの内容）

今日一日を振り返っての気付きと感想

明日一日の目標（意識したいこと）

DAY 25 思考能力回復のためのワーク

月　　日（　）

次の式を完成させるために、□にあてはまる記号［+、−、×、÷］を書きましょう。

10 □ 4 = 6	18 □ 6 = 12	6 □ 3 = 2
16 □ 4 = 4	5 □ 15 = 20	5 □ 4 = 20
15 □ 3 = 5	7 □ 14 = 21	12 □ 6 = 18
6 □ 2 = 12	17 □ 17 = 1	13 □ 9 = 4
17 □ 9 = 8	13 □ 4 = 9	26 □ 13 = 13
16 □ 8 = 8	16 □ 12 = 4	36 □ 9 = 27
8 □ 2 = 4	12 □ 3 = 4	14 □ 7 = 2
9 □ 3 = 12	12 □ 8 = 4	8 □ 5 = 3
10 □ 4 = 14	32 □ 4 = 8	22 □ 11 = 2
8 □ 5 □ 3 = 16	14 □ 7 □ 2 = 5	5 □ 2 □ 3 = 7
3 □ 9 □ 5 = 7	12 □ 6 □ 8 = 10	16 □ 4 □ 3 = 7
6 □ 8 □ 5 = 9	18 □ 9 □ 2 = 4	7 □ 2 □ 3 = 17
13 □ 8 □ 3 = 2	11 □ 3 □ 8 = 0	18 □ 3 □ 2 = 3
8 □ 7 □ 9 = 6	5 □ 10 □ 2 = 13	16 □ 8 □ 4 = 6
4 □ 5 □ 2 = 18	7 □ 3 □ 3 = 18	5 □ 2 □ 9 = 23
5 □ 3 □ 2 = 13	2 □ 6 □ 4 = 3	2 □ 6 □ 4 = 26
18 □ 6 □ 3 = 6	3 □ 3 □ 9 = 1	16 □ 2 □ 9 = 17
12 □ 3 □ 4 = 8	4 □ 8 □ 2 = 10	12 □ 3 □ 2 = 7
15 □ 5 □ 3 = 17	4 □ 3 □ 2 = 24	4 □ 5 □ 2 = 14

次の状況を想定してメールの文面を考えましょう。

名刺交換のみで、ほぼ面識のない相手にメールでアポイントを入れる際の文面（なるべく自分の実際の仕事と結びつけて考えてください）。
パソコンもしくは、ノートに記入しましょう。

次の文章で明らかに誤っている箇所（1か所とは限りません。また、漢字とは限りません）を訂正しましょう。
※言葉遣いの丁寧さ、書類の形式、伏せ字は、正しいものとします。

平成○年　9月20日

従業員の皆様へ

総務部企画課

第21回　社内運動会のご案内

平成○年度の社内運動会を下記の要領で開催いたしますので、お知らせいたします。
時節柄、公私ご多忙のことと思いますが、各自予定を調整してご参加をお願いいたします。

記

1. 日時　　平成○年10月25日（土曜日）
午前9時30分～午後2時30分
※午前9時15分集合
（雨天の場合は、中止します。午前7時30分までにインドラにてい中止の旨をお知らせいたします。

2. 場所　　○○県○○市○○町○丁目○番○号
狸の森公園グラウンド

3. 競技種目　　別紙「運動会プログラム」ののとおり

4. 備考　　①所属長は、9月31日までに参加者名簿を総務部企画課に提出してください。
②昼食は、各自ご用意ください。また、ゴミはお持ち帰りにご協力ください。
②お子様連れでの参加も歓迎いたします。（お子様用の競技種目およびプレゼントの準備もしています。）

以上

（上記の内容はすべて創作です。実際の団体、商品とは一切関係ありません。）

DAY 25 再発予防に活かすためのワーク

前向きで柔軟な認知を獲得しよう【DAY19-25】

認知療法を実践してみよう

場面設定

あなたはA社に勤続25年の課長です。今年いっぱいで部長が定年退職するため、周囲ではあなたが次の部長になるのではと噂が広がっており、あなた自身も大きな期待を寄せていました。ところが、ライバル関係にあるB社から引き抜いた自分よりも年下の人材が次期部長に就任することが突然発表されました。

このときの自分の気持ちとその強さを書いてみましょう。

例）怒り90%、不安80%、恥ずかしい60%

次に、そのような気持ちを抱くに至った考え方にはどのようなものがあるか書いてみましょう。

例）怒り：A社生え抜きの自分ではなくB社から人材を登用するなんてひどい会社だ
　　不安：年下の上司の指示なんて、素直に聞けるかな
　　恥ずかしい：みんな自分が部長になると思っていたのに、会わせる顔がない

今、書いた考え方を客観的、中立的な立場から、合理的な他の考え方ができないか再考してみましょう。

例）ライバル社のB社の手法がわかれば、会社の利益になるかもしれない
　　若い人だからこそできる柔軟な発想もあるはずだから、期待しよう
　　新しい部長をきちんとサポートして、自分の器の大きさを見せるよいチャンスだ

上のような考え方をした後の自分の気持ちとその強さを書いて、変化を確かめてみましょう。

例）怒り60%、不安70%、恥ずかしい30%

認知療法は①自分がネガティブな感情を抱いた出来事を文字にして書いてみる、②そのときに自分が抱いた気持ちとその強さを書き出してみる、③そのような気持ちを抱くに至った、自分の考え方・捉え方を整理してみる、④他の考え方ができないか中立的・客観的な立場から再考してみる、⑤他の考え方もあることを理解した上で、気持ちの変化を確かめてみる、というプロセスによって自分のネガティブな感情を整理する手法です。

これによって、ネガティブな感情が和らいだのであれば、自分の考え方を修正すればよいですし、もし、感情が変わらないのであれば、別の考え方ができないかもう一度考えてみることも有効です。なかなか他の考え方が浮かばないときには、昨日のデビッド・D・バーンズの10種類の認知の歪みを参考に、自分の考え方に歪みがないか、よく考えてみましょう。

→明日からは、今回の病気の振り返りをしましょう。

生活記録

	今日の生活記録	明日の予定
	月　　日	月　　日
5:00		
6:00		
7:00		
8:00		
9:00		
10:00		
11:00		
12:00		
13:00		
14:00		
15:00		
16:00		
17:00		
18:00		
19:00		
20:00		
21:00		
22:00		
23:00		
0:00		
1:00		
2:00		
3:00		
4:00		
睡眠時間	(時間)	(時間)
外出時間	(時間)	(時間)
歩数	(歩)	(歩)

気分や意欲など

大変良い …5　まあまあ良い… 4　普通 …3
あまり良くない… 2　大変悪い… 1

気分	意欲	睡眠	食欲	主観的健康度※

※「気分」、「意欲」、「睡眠」、「食欲」の合計点

第4週終了(DAY28)時点の到達目標

- 模擬通勤や日中の活動など、復職後と同様の生活が送れるようになる。
- 一日10時間以上は家の外で過ごせ、仕事に近い負荷（仕事に関連する書籍を読む）を経験する。

今日の食生活（朝・昼・晩・間食）

朝	
昼	
晩	
間食	

今日の「思考能力回復のためのワーク」の内容（図書館などで行ったワークの内容）

今日一日を振り返っての気付きと感想

明日一日の目標（意識したいこと）

DAY 26　思考能力回復のためのワーク

月　　日（　）

次の式を完成させるために、□にあてはまる記号〔+、−、×、÷〕を書きましょう。

4 □ 3 □ 7 = 14	6 □ 2 □ 3 = 4	16 □ 8 □ 4 = 6
12 □ 5 □ 3 = 10	8 □ 2 □ 8 = 8	5 □ 3 □ 8 = 7
11 □ 4 □ 2 = 5	11 □ 2 □ 8 = 1	18 □ 9 □ 2 = 11
19 □ 6 □ 9 = 4	7 □ 3 □ 6 = 15	18 □ 3 □ 2 = 12
12 □ 4 □ 3 = 9	2 □ 5 □ 4 = 6	14 □ 7 □ 3 = 4
6 □ 2 □ 4 = 16	9 □ 3 □ 6 = 6	12 □ 6 □ 3 = 5
3 □ 5 □ 3 = 11	18 □ 3 □ 3 = 2	3 □ 2 □ 4 = 24
18 □ 3 □ 9 = 6	15 □ 5 □ 3 = 7	5 □ 3 □ 2 = 13
12 □ 3 □ 6 = 10	4 □ 5 □ 7 = 13	10 □ 2 □ 3 = 5
4 □ 3 □ 3 = 13	13 □ 4 □ 3 = 12	8 □ 2 □ 3 = 3
5 □ 2 □ 3 = 7	10 □ 2 □ 3 = 4	9 □ 3 □ 4 = 10
9 □ 2 □ 5 = 12	18 □ 6 □ 6 = 9	11 □ 2 □ 3 = 5
9 □ 2 □ 8 = 10	3 □ 4 □ 2 = 11	15 □ 3 □ 6 = 6
14 □ 2 □ 6 = 1	4 □ 5 □ 6 = 15	12 □ 2 □ 2 = 4
20 □ 5 □ 6 = 9	3 □ 6 □ 6 = 12	21 □ 3 □ 4 = 11
32 □ 8 □ 4 = 16	14 □ 6 □ 3 = 12	13 □ 6 □ 3 = 11
10 □ 4 □ 3 = 3	27 □ 3 □ 3 = 6	15 □ 3 □ 5 = 1
12 □ 2 □ 3 = 2	5 □ 3 □ 6 = 14	9 □ 2 □ 2 = 8
16 □ 4 □ 7 = 11	12 □ 4 □ 2 = 5	8 □ 2 □ 3 = 2

次の状況を想定してメールの文面を考えましょう。

商品代金、あるいはお願いしていた商品・サービスが期日通りに納まらない際の確認と催促のメールの文面（なるべく自分の実際の仕事と結びつけて考えてください）。
パソコンもしくは、ノートに記入しましょう。

次の文章で明らかに誤っている箇所（1か所とは限りません。また、漢字とは限りません）を訂正しましょう。
※言葉遣いの丁寧さ、書類の形式、伏せ字は、正しいものとします。

平成◯年　6月14日

総務部長　◯◯ ◯◯ 様

ITサポート担当　◯◯ ◯◯

稟議書

現在業務で使用しているパソコンの買いかえについてお諮りいたします。
申請理由、製品等の詳細は下記のとおりです。

記

1. 案件　　パソコンの買いかえ

2. 理由　　現在使用中のパソコン（営業部のノートパソコン５台、事業部のデスクトップパソコン４台）が老朽化により、作業効率が低下しております。また、最新のアプリケーションソフトが使えない、パソコンの不具合により、データが損傷するという事態も起こっております。
最新のパソコンを導入することで、業務の効率化、営業先でのプゼレンテーションなどに大きく資するものと考えます。

3. 製品名　　営業部用ノートパソコン　◯◯◯社製　Digital Arts Note F2000
事業部用デスクトップパソコン　◯◯◯社製　Astrobrain PT1200

4. 理由　　営業部用ノートパソコン　112,000円/1台あたり
事業部用デスクトップパソコン　108.000円/1台あたり
合計1,100,000円

5. 備考　　３社から提案を受けた結果、価格、社内インフラとの愛称、セキュリティ面から上記製品が適切あると考えました。価格、スペック等の資料は別紙をご参照ください。

以上

（上記の内容はすべて創作です。実際の団体、商品とは一切関係ありません。）

DAY 26　再発予防に活かすためのワーク

今回の出来事の振り返りをしよう【DAY26-28】

【今回の出来事を振り返る】

今日からは、自分の病歴を振り返り、その中から再発予防のヒントを見つけ出す作業を行います。以前の状態を振り返ることになりますので、つらいときの気持ちを思い出したり、体調に変化があったりするかもしれません。しかし、自分の内外でどのようなことが起こり、どのように対応したかを改めて整理する作業は、円滑な復職と復職後の再発の予防に非常に有効ですので、無理のない範囲で作業を進めてみましょう。

〔自分の病歴の確認〕

発病の３年くらい前から、現在に至るまでの経緯を整理してみましょう。

このとき、職場における出来事や、プライベート面での変化、そのときの体調、医療機関の受診歴などについて記入例を参考に、できるだけ詳しくまとめてみましょう。

自分の病歴

（例）平成22年4月　現在の所属であるシステムソリューション部に異動。
平成22年5月　妻の乳がんが発見され、入院、手術となる。
平成22年7月　慣れない仕事で大きなミスをしてしまい、会社に損失を与える。
平成22年8月　夏バテのような体のだるさが抜けずに、仕事を休むことが増える。
平成22年9月　上記倦怠感が1か月以上続き、不眠も出現したため、A病院を受診する。

〔ストレスとなった出来事の確認〕

今回の心の健康問題の原因になったと思われる状況や出来事をできるだけ具体的に振り返ってみましょう。その際、記入例を参考に「職場・仕事」と、「プライベート」に分けて書き出してみてください。

職場・仕事に関係するストレス

（例）新しい部署に異動になり、仕事の進め方がわからなかった。人間関係も新しくなり、わからないことを聞ける人がいなかった。
仕事で大きなミスをして、焦ってしまった。

プライベート（職場・仕事以外）のストレス

（例）妻の乳がんにより、強いショックを受けた。
妻の入院により、家事や育児の負担が増え、土日も休むことができなかった。
入院費などの金銭的な不安が増大したとともに、漠然とした将来の不安が増した。

→明日は、ストレスへの対処法を考えてみましょう。

生活記録

	今日の生活記録	明日の予定
	月　日	月　日
5:00		
6:00		
7:00		
8:00		
9:00		
10:00		
11:00		
12:00		
13:00		
14:00		
15:00		
16:00		
17:00		
18:00		
19:00		
20:00		
21:00		
22:00		
23:00		
0:00		
1:00		
2:00		
3:00		
4:00		
睡眠時間	(時間)	(時間)
外出時間	(時間)	(時間)
歩数	(歩)	(歩)

気分や意欲など

大変良い …5　まあまあ良い… 4　普通 …3
あまり良くない… 2　大変悪い… 1

気分	意欲	睡眠	食欲	主観的健康度※

※「気分」、「意欲」、「睡眠」、「食欲」の合計点

第4週終了(DAY28)時点の到達目標

- 模擬通勤や日中の活動など、復職後と同様の生活が送れるようになる。
- 一日10時間以上は家の外で過ごせ、仕事に近い負荷(仕事に関連する書籍を読む)を経験する。

今日の食生活(朝・昼・晩・間食)

朝	
昼	
晩	
間食	

今日の「思考能力回復のためのワーク」の内容(図書館などで行ったワークの内容)

今日一日を振り返っての気付きと感想

明日一日の目標(意識したいこと)

DAY 27 思考能力回復のためのワーク

月　　日（　）

次の式を完成させるために、□にあてはまる記号［+、−、×、÷］を書きましょう。

7 □ 7 □ 4 = 5	27 □ 9 □ 9 = 12	2 □ 15 □ 6 = 11
2 □ 6 □ 6 = 6	5 □ 2 □ 7 = 19	5 □ 14 □ 2 = 12
12 □ 3 □ 5 = 4	9 □ 8 □ 9 = 8	4 □ 16 □ 4 = 0
12 □ 6 □ 3 = 5	3 □ 6 □ 5 = 13	19 □ 4 □ 4 = 3
16 □ 5 □ 2 = 6	8 □ 14 □ 7 = 6	14 □ 7 □ 6 = 13
7 □ 6 □ 3 = 10	8 □ 2 □ 9 = 13	8 □ 12 □ 5 = 15
3 □ 12 □ 3 = 7	14 □ 7 □ 3 = 5	16 □ 8 □ 8 = 15
3 □ 5 □ 8 = 7	21 □ 7 □ 9 = 12	16 □ 9 □ 3 = 13
8 □ 4 □ 3 = 15	24 □ 8 □ 9 = 7	10 □ 16 □ 8 = 12
11 □ 2 □ 8 = 1	3 □ 6 □ 3 = 15	14 □ 7 □ 8 = 16
8 □ 9 □ 3 = 11	8 □ 6 □ 6 = 7	19 □ 16 □ 4 = 7
5 □ 12 □ 6 = 3	16 □ 8 □ 4 = 8	15 □ 3 □ 6 = 6
9 □ 3 □ 1 = 2	7 □ 7 □ 8 = 9	17 □ 2 □ 6 = 5
12 □ 6 □ 3 = 5	15 □ 3 □ 6 = 11	19 □ 9 □ 2 = 8
4 □ 3 □ 6 = 6	9 □ 3 □ 2 = 4	8 □ 3 □ 2 = 2
27 □ 9 □ 3 = 1	17 □ 9 □ 7 = 1	18 □ 9 □ 5 = 10
16 □ 4 □ 8 = 4	16 □ 4 □ 9 = 3	16 □ 4 □ 7 = 11
11 □ 4 □ 3 = 10	18 □ 6 □ 2 = 5	14 □ 12 □ 6 = 8
20 □ 4 □ 2 = 3	15 □ 3 □ 7 = 35	19 □ 9 □ 3 = 16

自分が取り組んでいた仕事に関する業務改善案、あるいは新企画を考えてみましょう。

①企画案　②コンセプトあるいは目的　③内容の３つに分けて考えてみましょう。
(なるべく自分の実際の仕事と結びつけて考えてください)
パソコンもしくは、ノートに記入しましょう。

次の文章で明らかに誤っている箇所（1か所とは限りません。また、漢字とは限りません）を訂正しましょう。
※言葉遣いの丁寧さ、書類の形式、伏せ字は、正しいものとします。

平成◯年　９月 20 日

マーケティング部　◯◯　◯◯

弊社のアパレル商品のネット通販における消費者行動分析結果
（アンケート調査結果）

調査方法	モニターサイトを利用したインターネットでのアンケート (弊社商品をインターネットで購入したことある人のみに本格的なアンケートを実施)
調査機関	平成◯年　７月５日～７月 19 日
回集人数	3,387 名　　男性：763 名（22.5%）　　女性：2,624 名（77.5%）

■ アンケート調査結果概要

・ネットでの購入理由のトップ３は、「価格」、「手軽さ」、「オンライン限定」であった。
・男性は価格差を、女性はネットのポイントを重視している傾向にあった。重視している傾向にあった。
・ネット、実店舗をともに使う人は、価格比較を行いつつ、最終的な購入先を決めていた。
・はじめてネットで購入をすることに決めた理由のトップ３は、「実店舗で気に入ったものが見つからなったため」「実店舗で実物を確認したあとにネットと価格を比較した結果、ネットの方が安かったため」「雑誌掲載商品を検索した結果」で、全体の７割を占めた。
・ネットで検索した後、最終的に実店舗で購入したという場合、「実物を直接確かめたった、試着したかった」「今すぐに商品を手にいれたかった」の２つで理由の７割を占めた。
・弊社商品をネットでのみの購入している人は、リピーターと実店舗が近くにないという人が多かった。
・ネット販売に求められているトップ5は、「安心感」「品揃えの豊富さ」「低価格」であることがわかった。
・ネットでの購入金額は、年々上昇傾向にあることがわかった。

調査結果詳細は、次ページ以降

(上記の内容はすべて創作です。実際の団体、商品とは一切関係ありません。)

DAY 27 再発予防に活かすためのワーク

今回の出来事の振り返りをしよう【DAY26-28】

【ストレスイベントがあった際の、心身のストレス反応とその対処法の確認】

DAY26 で書き出した状況や出来事が生じたときに、自分の“からだ”や“こころ”にどのような変化があったのか振り返ってみましょう。からだがどのような反応を示したか、どのような気持ちになったのかなど、記入例を参考にして、具体的に書き出してみましょう。

また、その状況に対して、自分なりにどのように対処したかについても、書き出してみてください。

“からだ”や“こころ”の変化

（例）何もかもが不安に感じるようになり、動悸が始まった。
夜寝る前に、職場のことや妻の体調のことが気になり、寝つきが悪くなった。

上記の変化への対処法

（例）夜遅くまで会社に残って、早く新しい部署の仕事が覚えられるように努力した。
夜寝る前にお酒を飲むようになった（次第に飲酒量が増えていった）。

【ストレスとなる出来事があった際の対処法の再構築】

もし、職場復帰後に同じようなストレスがかかった場合、どのように対処したらよいかを考え、対処方法を記入例を参考にしてなるべく数多く書き出してみましょう。

ストレスへの新たな対処法

（例）週に一日は定時で帰る日を決め、健康を保つために必要な休養と割り切って早く帰る。
同僚や先輩などに早めに相談し、問題に対する具体的な解決方法を一緒に考えてもらう。

自分にストレスがかかった際、サポートとして活用したもの、またこれからサポートとして活用できそうなものを、記入例を参考に書き出してみましょう。サポートを意識的に活用することは再発予防に役立ちます。どんな些細なものでもかまいませんので、たくさん書いてみてください。

自分のサポート資源の確認

（例）妻、父親、会社の先輩、ゼミの同級生、フットサル仲間、いきつけの喫茶店のマスター

→明日は、再発予防の総まとめです。

生活記録

	今日の生活記録	明日の予定
	月　　日	月　　日
5:00		
6:00		
7:00		
8:00		
9:00		
10:00		
11:00		
12:00		
13:00		
14:00		
15:00		
16:00		
17:00		
18:00		
19:00		
20:00		
21:00		
22:00		
23:00		
0:00		
1:00		
2:00		
3:00		
4:00		
睡眠時間	(時間)	(時間)
外出時間	(時間)	(時間)
歩数	(歩)	(歩)

気分や意欲など

大変良い …5　まあまあ良い… 4　普通 …3
あまり良くない… 2　大変悪い… 1

気分	意欲	睡眠	食欲	主観的健康度※

※「気分」、「意欲」、「睡眠」、「食欲」の合計点

第4週終了(DAY28)時点の到達目標

・模擬通勤や日中の活動など、復職後と同様の生活が送れるようになる。
・一日10時間以上は家の外で過ごせ、仕事に近い負荷（仕事に関連する書籍を読む）を経験する。

今日の食生活（朝・昼・晩・間食）

朝	
昼	
晩	
間食	

今日の「思考能力回復のためのワーク」の内容（図書館などで行ったワークの内容）

今日一日を振り返っての気付きと感想

明日一日の目標（意識したいこと）

DAY 28 思考能力回復のためのワーク

月　　日（　）

次の式を完成させるために、□にあてはまる記号［+、−、×、÷］を書きましょう。

12 □ 11 □ 4 = 5	6 □ 8 □ 4 = 8	7 □ 5 □ 4 = 27
8 □ 2 □ 7 = 9	12 □ 6 □ 2 = 8	20 □ 4 □ 2 = 3
15 □ 3 □ 5 = 1	21 □ 7 □ 8 = 6	14 □ 7 □ 7 = 9
24 □ 8 □ 6 = 9	11 □ 6 □ 6 = 10	17 □ 8 □ 2 = 7
18 □ 9 □ 2 = 1	4 □ 3 □ 6 = 1	5 □ 6 □ 3 = 3
3 □ 2 □ 5 = 1	14 □ 2 □ 6 = 6	14 □ 7 □ 3 = 6
20 □ 5 □ 6 = 10	18 □ 2 □ 3 = 3	6 □ 5 □ 4 = 5
8 □ 16 □ 2 = 16	10 □ 7 □ 1 = 2	12 □ 4 □ 4 = 11
10 □ 2 □ 5 = 17	9 □ 3 □ 4 = 21	5 □ 2 □ 7 = 3
6 □ 2 □ 4 = 3	2 □ 6 □ 3 = 15	4 □ 6 □ 8 = 18
7 □ 3 □ 8 = 13	7 □ 5 □ 6 = 8	9 □ 6 □ 3 = 7
5 □ 1 □ 9 = 13	15 □ 5 □ 7 = 3	12 □ 4 □ 5 = 15
5 □ 8 □ 1 = 13	8 □ 2 □ 3 = 12	9 □ 3 □ 5 = 8
17 □ 8 □ 4 = 5	6 □ 2 □ 10 = 13	2 □ 6 □ 4 = 3
12 □ 3 □ 8 = 7	16 □ 14 □ 7 = 9	12 □ 3 □ 3 = 6
6 □ 3 □ 1 = 17	11 □ 6 □ 3 = 9	11 □ 3 □ 7 = 15
2 □ 5 □ 7 = 14	15 □ 3 □ 6 = 11	18 □ 3 □ 3 = 2
4 □ 2 □ 3 = 11	5 □ 12 □ 4 = 2	5 □ 2 □ 4 = 6
3 □ 8 □ 5 = 19	11 □ 8 □ 4 = 9	14 □ 6 □ 2 = 11

復職の日の挨拶を考えましょう。

パソコンもしくは、ノートに記入しましょう。
作成できたら、言葉に出して練習してみましょう。

次の文章で明らかに誤っている箇所（1か所とは限りません。また、漢字とは限りません）を訂正しましょう。

※言葉遣いの丁寧さ、書類の形式、伏せ字は、正しいものとします。

平成◯年　８月８日

営業企画開発部長　◯◯ ◯◯様

営業企画開発部
◯◯◯◯

新製品「油に強いプラスティック容器」開発について

1. 背景　当社の主力商品である、プラスティック製の容器は、売り上げ好調ですが、油汚れが落ちずらいという感想が多く寄らせれています（別紙の製品調査結果を参照）。

2. 目的　ユーザーの不満を解消した商品を開発し、差別化を図ること、当社のブランドイメージをさらにアップさせることを目的とします。

3. ターゲット　既存のプラスティク容器に不満を感じる方、既存顧客。

4. 企画概要　プラスティック表面に、ナノレベルのガラスコーティングをすることで、汚れにくく、汚れが落としやすい製品を開発することをを提案いたします。
ガラスコーティング技術は、自動車、一般住宅などのガラス面、壁面のコーティング技術をもつ◯◯◯社と技術提携しし、開発いたします。
食品容プラスティック容器は、温度変化や経年劣化しても安全性を確保できるという点が必要な条件となりますので、その点が開発の目標となります。
さらに、この技術が実用化できれば、油汚れだけでなく、食品などによる色移りを防ぐことがと期待できます。
詳細は次ページ以降をご参照ください。

5. 費用概算　5,000万円（概算）　内訳は10ページ目をご参照ください。

（上記の内容はすべて創作です。実際の団体、商品とは一切関係ありません。）

DAY 28 再発予防に活かすためのワーク

今回の出来事の振り返りをしよう【DAY26-28】

【再発予防策のまとめ】

ここまでこのワークでやってきたことをまとめ、自分なりの再発予防策を立ててみましょう。

自分が抱え込みやすいストレスの原因

これまでうまく活用できなかったストレス対処法

自分の考え方のクセや行動パターンの特徴

ストレスの初期サイン

上記を踏まえ、再発予防のために今後注意したいこと

生活記録

	今日の生活記録	明日の予定
	月　日	月　日
5:00		
6:00		
7:00		
8:00		
9:00		
10:00		
11:00		
12:00		
13:00		
14:00		
15:00		
16:00		
17:00		
18:00		
19:00		
20:00		
21:00		
22:00		
23:00		
0:00		
1:00		
2:00		
3:00		
4:00		
睡眠時間	(時間)	(時間)
外出時間	(時間)	(時間)
歩数	(歩)	(歩)

気分や意欲など

大変良い …5　まあまあ良い… 4　普通 …3
あまり良くない… 2　大変悪い… 1

気分	意欲	睡眠	食欲	主観的健康度※

※「気分」、「意欲」、「睡眠」、「食欲」の合計点

第4週終了(DAY28)時点の到達目標

・模擬通勤や日中の活動など、復職後と同様の生活が送れるようになる。
・一日10時間以上は家の外で過ごせ、仕事に近い負荷（仕事に関連する書籍を読む）を経験する。

今日の食生活（朝・昼・晩・間食）

朝	
昼	
晩	
間食	

今日の「思考能力回復のためのワーク」の内容（図書館などで行ったワークの内容）

今週１週間を振り返っての気付きと感想（到達目標に対する自己評価も含めて）

明日(DAY29)、明後日(DAY30)は休養日です。
職場復帰後も、休日をどのように過ごすかは重要なポイントです。職場復帰後を見据えて、自分にとって最も心地よい休日の過ごし方を考えてみましょう。

DAY 29 職場復帰を成功させるポイント①

月　　日（　）

ここまで順調にワークを進めてきた方は、職場復帰が目前に迫り、期待や不安が入り交じっている状態ではないでしょうか。そこで、このワークの最後の２日間は、職場をよく知る精神科産業医として職場復帰を成功させるためのポイントをまとめてみたいと思います。

職場復帰前日まで、今の生活リズムを維持する

このワークを終えた翌日がすぐに職場復帰日という方はほとんどいないと思います。職場復帰日は、あなたの病気の回復具合と、職場の受け入れ状況との兼ね合いで決まってくるものですし、人事労務担当者や産業医との面談など、職場によって必要なプロセスが異なっていますので、あなたが職場復帰したいからといって、その期日の希望が直ちに通るわけではありません。

もし、会社の都合などであなたが望む期日に職場復帰ができなかったとしても、そのことをストレスに感じて体調を崩してしまっては、せっかくの準備が台無しになってしまいます。会社にもそれぞれの事情がありますので、あなたはあなたのできること、すべきことに集中し、職場復帰の日を待ちましょう。

大切なことは、第4週（DAY24-28）で実践したような職場復帰後を想定した生活を継続することです。きちんと余裕を持って出社可能な時間に起床し、実際に出勤する時間には家を出て、退勤時間までは職場復帰後に必要とされるスキルや役に立つ資格の勉強などをして過ごしましょう。また、体力増進のために、一駅手前で電車やバスをおりて歩いたり、エスカレーターやエレベーターではなく階段を使用したりすることも良いでしょう。

一度リズムを崩してしまうと、元のリズムを取り戻すには、一定の期間を要します。また、職場復帰後はいろいろなことに追われ、なかなかゆっくり勉強する時間などはとれないものです。ですから、職場復帰までの期間を、貴重な勉強の機会、体力増進の機会と前向きに捉えて、積極的に頭と身体を動かすように心掛けてみてください。

体調管理は万全に

どんなに順調に準備を積んできた人であっても、久々に職場に復帰すると、やはり心身に強い疲労を感じるものです。疲労による免疫力の低下に加え、毎日の通勤電車や職場における人との接触などで、職場復帰後は風邪などの感染症のリスクも高まります。実際、職場復帰して間もない時期に発熱や頭痛などの風邪様の症状で2、3日仕事を休む人が非常に多くいます。

本人からすれば、「今回の休みは風邪なのでメンタル面での症状ではないですよ」と言いたくなるところでしょうが、職場の立場に立てば、体調不良で職場を休んだことには変わりありません。その日にあなたにやってもらおうと思っていた仕事は、他の誰かが代わりにやることになったり、「本人は単なる風邪といっているけれども、何か強いストレスになる仕事を与えてしまったかな」などと心配させてしまったりと、風邪による休みであっても職場に与える影響は小さくありません。

また、風邪などで職場復帰の出鼻をくじかれてしまうと、「もうこれ以上休めない」といったプレッシャーを自分にかけてしまう方も少なくないため、結果的に円滑な職場復帰の妨げになってしまうこともよくある話です。

もちろん、「風邪をひくな」、「インフルエンザにかかるな」というのは無理な要求ですが、体調を万全に保つための努力を欠かしてはいけません。外から帰ったら必ずうがい・手洗いをする、十分な睡眠時間と栄養バランスのとれた食事で免疫力を保つ、予防接種で防げるような病気に関してはきちんと予防接種を受けるなど、自分の体調を良い状態に保つための当たり前のことをきちんとするように心掛けましょう。

生活記録

	今日の生活記録	明日の予定
	月　　日	月　　日
5:00		
6:00		
7:00		
8:00		
9:00		
10:00		
11:00		
12:00		
13:00		
14:00		
15:00		
16:00		
17:00		
18:00		
19:00		
20:00		
21:00		
22:00		
23:00		
0:00		
1:00		
2:00		
3:00		
4:00		
睡眠時間	(時間)	(時間)
外出時間	(時間)	(時間)
歩数	(歩)	(歩)

気分や意欲など

大変良い …5　まあまあ良い… 4　普通 …3
あまり良くない… 2　大変悪い… 1

気分	意欲	睡眠	食欲	主観的健康度※

※「気分」、「意欲」、「睡眠」、「食欲」の合計点

今日の食生活（朝・昼・晩・間食）

朝	
昼	
晩	
間食	

今日楽しかったこと、嬉しかったこと

今日一日を振り返っての気付きと感想

休養日になると、生活リズムを乱してしまう方が少なくありません。
しかし、生活リズムの大きな乱れは、翌日以降の生活の立て直しを困難にしてしまいます。
平日と休日の起床時間の変化は、あっても1、2 時間程度に留めるように気をつけましょう。

DAY 30 職場復帰を成功させるポイント②

月　　日（　）

「飛ばしすぎず、緩めすぎず」がポイント

職場復帰後は、「休んでいた分の遅れを取り戻したい」、「もうすっかり良くなったことを周囲の人にわかってもらいたい」といった理由で必要以上に頑張りすぎてしまうことはよくある話です。職場や産業医からは時間外労働を禁止されているのに、「少しきりが悪いので」などと理由を付けて、1、2時間就業時間をオーバーして勤務してしまい、結果的にそのような日々の疲労が蓄積して、週の後半に休んでしまう事例などを多く見かけます。

時に職場復帰の場面で「やりがいのある仕事をもらえない」、「復帰前にやっていた責任のある仕事をやりたい」という声を聞きますが、職場の立場に立てば、またいつ休むかもわからない労働者に、重要で責任のある仕事を任せられるわけはありません。そんなときにあなたがすべきことは、頑張って休む前と同じ仕事ができることを必死にアピールし、その結果として休んでしまうことではなく、毎日休まずに良好なコンディションで出勤し、与えられたタスクをきちんとこなし、決められたルールに従って職場で過ごすことなのです。そのような当たり前のことの繰り返しが、周囲の安心感につながります。どこの職場も決して人員的な余裕があるわけではありませんので、3か月から半年くらい、当日になって急に体調不良で休むということなく、職場で普通に過ごすことができれば、きっとまたやりがいのある重要な仕事を任せてもらえるはずです。

また、その逆に、あまり気持ちを緩めすぎないことも重要です。職場は、医療施設や福祉施設とは違い、働く場所ですから、病み上がりなので配慮してもらえて当たり前、ミスをしても仕方ないといった態度が垣間見えると、職場全体の雰囲気を悪くしてしまい、かえって職場復帰のための支援が得られにくい状況を作り出してしまいます。職場にいる以上、一定のストレスは避けられませんし、職場も給与を支払っている以上、配慮は無限ではありません。「うつに頑張れと言ってはいけない」といった決まり文句をよく聞きますが、仕事は頑張らなくては勤まりません。逆に言えば、頑張れる状態にまで回復したからこそ職場復帰をするわけですので、支援や配慮をしてくれる周囲への感謝の気持ちを忘れず、無理をしない範囲で着実に仕事を進めることを意識しましょう。

困ったときにこそ本書で学んだことを思い出してみよう

本書は、職場復帰に必要なエッセンスをできる限り凝縮して、職場復帰が円滑に進むように構成しました。本書を通じて、職場復帰に必要な知識や手法を知ってもらえればと願っていますが、実際に知っていることと、現場で実践できることの間には大きなギャップがあります。

本書では特に再発予防に力点を置いて、職場での人間関係を円滑にする方法や、自分自身をよく知り、前向きな認知を獲得する方法などを説明してきました。アサーションや認知療法の紹介はその一例ですが、これらは職場でのストレスを軽減させるためのスキルであり、そのスキルは実践で磨かれて初めて自分のものになっていきます。

実際に、職場でストレスを感じると、頭が真っ白になって、せっかくこのノートで学習したことを全て忘れ去れてしまい、また気持ちが落ち込んだ状態になってしまう人が少なくありません。ストレスのない職場などは存在しないわけですから、自分がストレスを感じたときこそ、本書のことをよく思い返してみてください。上司や同僚とのコミュニケーションで行き詰まったらアサーティブな会話を試してみる、気持ちが沈んだり、やるせなくなったりしたときには認知療法を試してみる、そんな形で職場復帰後も本書を活用していただければ幸いです。

最後になりましたが、本書をご活用いただいたあなたの職場復帰が円滑に進み、数年後には、あのときのつらかった体験が自分の人生に活かされている、と感じられるようになっていることを心よりお祈りしています。

生活記録

	今日の生活記録 月　日	明日の予定 月　日
5:00		
6:00		
7:00		
8:00		
9:00		
10:00		
11:00		
12:00		
13:00		
14:00		
15:00		
16:00		
17:00		
18:00		
19:00		
20:00		
21:00		
22:00		
23:00		
0:00		
1:00		
2:00		
3:00		
4:00		
睡眠時間	（時間）	（時間）
外出時間	（時間）	（時間）
歩数	（歩）	（歩）

気分や意欲など

大変良い …5　まあまあ良い… 4　普通 …3
あまり良くない… 2　大変悪い… 1

気分	意欲	睡眠	食欲	主観的健康度※

※「気分」、「意欲」、「睡眠」、「食欲」の合計点

今日の食生活（朝・昼・晩・間食）

朝	
昼	
晩	
間食	

30 日間で楽しかったこと、嬉しかったこと

30 日間を振り返っての気付きと感想

職場復帰までの過ごし方

【著者】

吉野聡

1978年神奈川県生まれ。吉野聡産業医事務所 代表、精神科医師、日本医師会認定産業医、労働衛生コンサルタント。
筑波大学医学専門学群卒業後、東京都知事部局健康管理医、筑波大学医学医療系助教を経て、2012年に産業医事務所を開設。官民問わず多くの職場で精神科を中心とした産業医療業務に従事している。医学と法務の博士号を持ち、メンタルヘルスと関連法規が専門。
主な著書に『それってホントに「うつ」？』（講談社＋α新書）、『現役 精神科産業医が教える「うつ」からの職場復帰のポイント』（秀和システム）、『精神科産業医が明かす 職場のメンタルヘルスの正しい知識』（日本法令）、『「現代型うつ」はサボりなのか』（平凡社新書）などがある。

【編集付記】
底本には、下記の本を用いました。
文章の一部は、読みやすさに配慮し、旧仮名遣いを現代仮名遣いへ変更するなどの処理を行っています。
小さき者へ…有島武郎 『新潮日本文学 9 有島武郎集』（新潮社）
古寺巡礼 …和辻哲郎 『岩波文庫　古寺巡礼』（岩波書店）
十年 …中島敦 『中島敦全集 2』（筑摩書房）
草枕…夏目漱石 『日本の文学 12』（中央公論社）
牛…高村光太郎 『高村光太郎全集第一巻』（筑摩書房）

こころとからだのリハビリテーション
職場復帰を成功させるための30日ノート

発行日　2014年11月　初版第1刷
　　　　2024年　2月　初版第5刷
著者　吉野聡
発行者　大谷卓也
発行所　株式会社現代けんこう出版
〒130-0026 東京都墨田区両国 1-12-8
Tel:03-3846-1088　Fax:03-3846-1189
https://www.gendaikenko.co.jp/
デザイン・イラスト　上山桂子
校正　関根恵美
編集　新井信子　関根康二朗
印刷・製本　大日本印刷株式会社

ISBN　978-4-905264-09-5

現代けんこう出版の
メンタルヘルス関連冊子の紹介

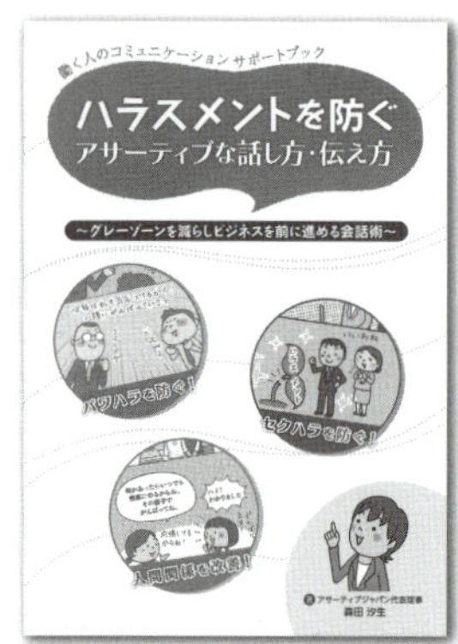

A4判/40ページ
定価(400円＋税)

働く人のコミュニケーションサポートブック

ハラスメントを防ぐ アサーティブな話し方・伝え方

著者 森田 汐生(アサーティブジャパン代表理事)

書店および
amazon.co.jpで
購入できます。

「ハラスメント予防」+「指導力アップ」+
「メンタルヘルス不全予防」が期待できる

ハラスメントに関するありがちな問題を「アサーティブ」によって解決する方法を漫画で紹介。
事例ごとに失敗例、成功例を紹介。
職場のコミュニケーションに悩むすべての方にお役立ていただけます。

下記3冊子は、amazon.co.jpで
購入できます。(セット販売のみ)

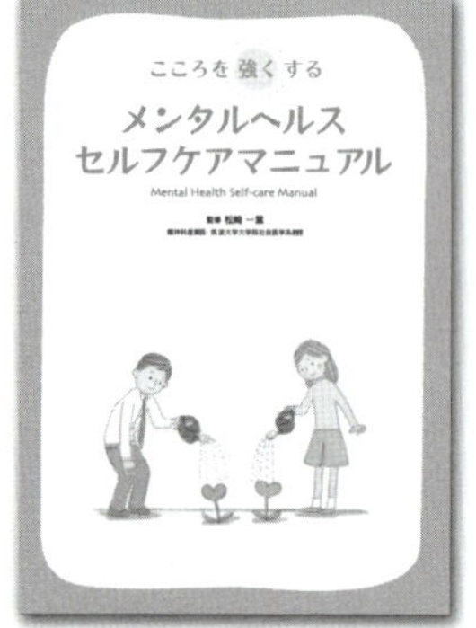

B5判/32ページ
定価(260円＋税)

こころを強くする

メンタルヘルスセルフケアマニュアル

監修 松崎 一葉(精神科産業医・筑波大学大学院 教授)

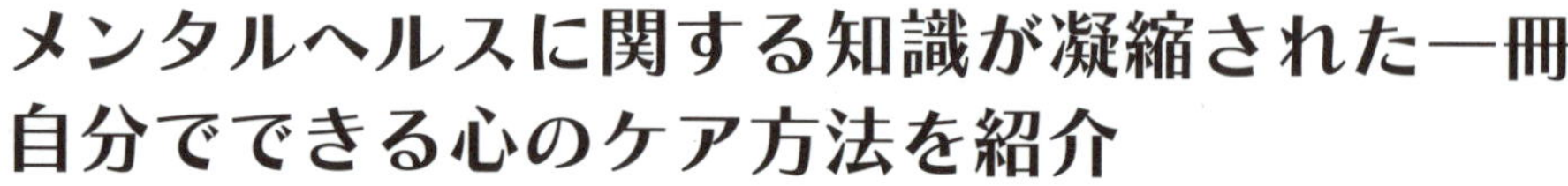

メンタルヘルスに関する知識が凝縮された一冊
自分でできる心のケア方法を紹介

「心の不調を予防する方法」から、「心が不調に陥ったときの対処法」まで、自分でできる心のケア方法を紹介しています。
ストレス耐性を強化したい方におすすめの一冊です。

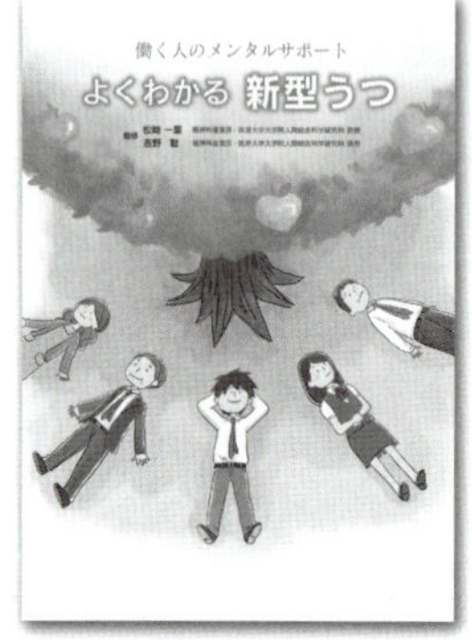

B5判/32ページ
定価(260円＋税)

働く人のメンタルサポート

よくわかる 新型うつ

監修 松崎 一葉 (精神科産業医・筑波大学大学院 教授)／
　　 吉野　聡 (精神科産業医・吉野聡産業医事務所 代表)

「新型うつ」を正しく理解

「従来型うつ」と「新型うつ」の違いがよくわかります。
新型うつの傾向のある人が成長するきっかけになります。
新型うつの傾向のある人への接し方がわかり、周囲の人のストレスの軽減が期待できます。

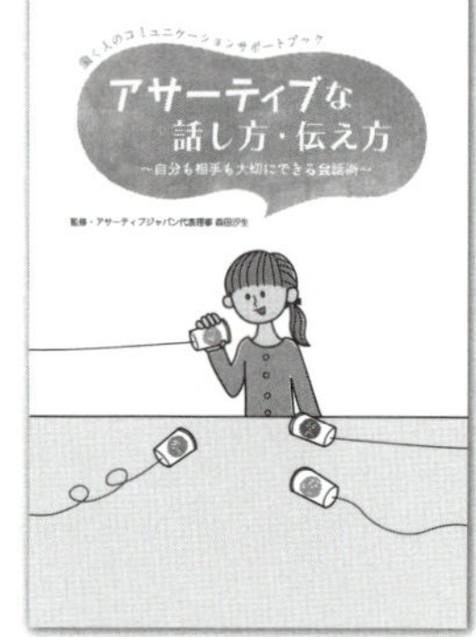

B5判/32ページ
定価(260円＋税)

働く人のコミュニケーションサポートブック

アサーティブな話し方・伝え方

～自分も相手も大切にできる会話術～

監修 森田 汐生(アサーティブジャパン代表理事)

メンタルヘルス不全を防ぐ コミュニケーションスキル向上冊子

職場のもっとも大きなストレスの原因は「人間関係の問題」です。この問題の解決に役立つのがコミュニケーションの技術である「アサーティブ」です。
仕事でも、プライベートでもアサーティブな表現ができるとストレスはぐっと減ります。

こころとからだのリハビリテーション

職場復帰を成功させるための

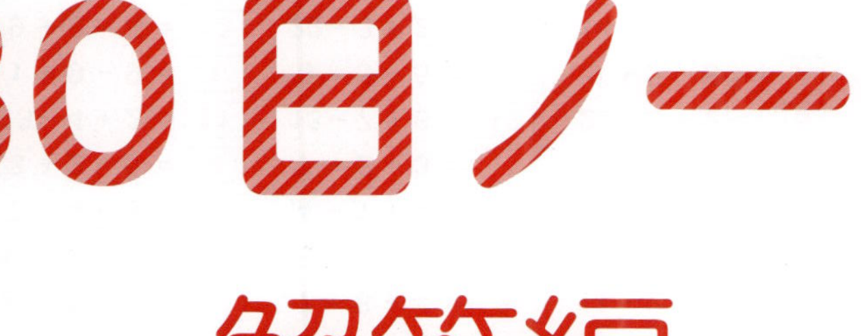

解答編

DAY 3　　月　日（　）

7 + 5 = 12
3 × 3 = 9
5 + 2 = 7
24 ÷ 6 = 4
7 − 6 = 1
4 × 9 = 36
5 + 1 = 6
9 × 3 = 27
8 ÷ 2 = 4
6 − 3 = 3
2 + 2 = 4
9 + 4 − 2 = 11
4 − 2 + 8 = 10
13 − 7 − 5 = 1
8 + 1 − 4 = 5
4 + 7 − 5 = 6
9 − 6 + 7 = 10
11 − 4 − 5 = 2
5 + 7 + 2 = 14
6 − 3 + 8 = 11
12 − 3 + 2 = 11
5 − 3 + 5 = 7

5 + 6 = 11
12 ÷ 2 = 6
6 + 3 = 9
7 × 2 = 14
15 − 8 = 7
8 × 5 = 40
17 − 9 = 8
2 × 7 = 14
0 + 1 = 1
2 × 8 = 16
18 ÷ 9 = 2
7 − 1 + 2 = 8
18 − 5 + 6 = 19
9 − 2 + 3 = 10
3 + 8 − 1 = 10
3 + 2 + 7 = 12
5 − 1 + 8 = 12
2 − 2 + 8 = 8
8 + 9 − 1 = 16
7 − 4 − 1 = 2
6 + 4 − 8 = 2
1 + 2 + 8 = 11

11 + 2 = 13
7 × 5 = 35
5 + 3 = 8
4 × 4 = 16
6 + 5 = 11
9 × 9 = 81
8 + 7 = 15
2 × 5 = 10
9 + 5 = 14
10 ÷ 1 = 10
1 + 6 = 7
3 + 5 − 2 = 6
8 − 1 + 2 = 9
11 − 2 + 3 = 12
6 + 7 − 2 = 11
7 + 7 + 2 = 16
5 + 9 − 7 = 7
6 − 3 + 2 = 5
4 + 7 − 1 = 10
12 − 0 + 8 = 20
11 − 4 + 1 = 8
5 + 3 + 4 = 12

DAY 4　　月　日（　）

9 + 8 = 17
5 × 3 = 15
6 − 5 = 1
8 × 1 = 8
3 × 2 = 6
5 ÷ 5 = 1
6 + 2 = 8
5 × 1 = 5
8 − 4 = 4
8 ÷ 2 = 4
22 − 9 = 13
8 − 3 + 9 = 14
16 + 6 − 8 = 14
21 − 5 + 2 = 18
12 − 2 − 5 = 5
7 − 4 + 8 = 11
3 + 2 − 5 = 0
13 − 4 + 2 = 11
1 + 9 − 9 = 1
9 + 8 − 4 = 13
14 − 2 − 2 = 10
1 + 5 + 7 = 13
4 + 6 − 3 = 7

7 × 9 = 63
2 + 5 = 7
24 ÷ 8 = 3
6 − 2 = 4
4 × 8 = 32
17 − 9 = 8
8 × 3 = 24
8 ÷ 1 = 8
6 + 3 = 9
42 ÷ 7 = 6
6 × 5 = 30
12 − 5 + 1 = 8
14 − 5 − 9 = 0
7 − 8 + 4 = 3
3 + 6 − 1 = 8
4 − 1 + 4 = 7
7 + 2 + 3 = 12
13 − 7 + 6 = 12
3 + 3 − 5 = 1
22 − 3 + 2 = 21
5 − 2 + 4 = 7
4 + 7 + 2 = 13
9 + 9 − 4 = 14

2 × 7 = 14
35 ÷ 7 = 5
7 − 4 = 3
7 + 7 = 14
4 × 3 = 12
5 − 3 = 2
8 − 2 = 6
15 ÷ 5 = 3
9 + 4 = 13
2 × 5 = 10
5 × 5 = 25
9 + 1 + 3 = 13
8 + 8 − 5 = 11
11 − 2 + 6 = 15
5 + 9 − 5 = 9
8 − 9 + 4 = 3
5 + 5 − 8 = 2
22 − 8 + 2 = 16
9 + 2 − 8 = 3
14 + 8 − 8 = 14
7 − 1 − 3 = 3
3 + 3 + 5 = 11
16 − 7 − 1 = 8

熟語しりとり

絵 → 本 → 家 → 庭 → 園 → 芸

毎 → 晩 → 秋 → 空 → 白 → 馬

気 → 球 → 場 → 合 → 宿 → 題

DAY 5　　月　日（　）

19 − 11 = 8
4 × 1 = 4
16 + 2 = 18
2 × 10 = 20
19 − 9 = 10
16 + 3 = 19
9 × 5 = 45
3 × 9 = 27
4 + 9 = 13
11 ÷ 1 = 11
17 − 12 = 5
15 + 1 − 9 = 7
11 − 6 + 8 = 13
15 − 7 − 2 = 6
7 + 1 − 5 = 3
16 + 7 − 8 = 15
7 − 6 + 5 = 6
10 − 5 − 2 = 3
2 + 7 + 9 = 18
15 − 9 + 4 = 10
5 − 2 + 2 = 5
10 − 1 + 7 = 16
4 + 5 − 3 = 6

15 × 2 = 30
11 + 12 = 23
30 ÷ 15 = 2
14 − 10 = 4
8 × 2 = 16
13 − 7 = 6
14 − 9 = 5
10 + 5 = 15
17 − 6 = 11
32 ÷ 8 = 4
6 × 3 = 18
2 − 1 + 1 = 2
16 − 2 + 9 = 23
8 − 2 + 4 = 10
17 + 3 − 1 = 19
4 + 2 + 4 = 10
7 − 7 + 3 = 3
13 − 3 + 6 = 16
3 + 2 − 5 = 0
22 − 6 − 2 = 14
5 + 6 − 4 = 7
4 + 2 + 2 = 8
9 + 9 − 4 = 14

36 ÷ 9 = 4
2 + 19 = 21
16 − 9 = 7
3 + 15 = 18
14 − 8 = 6
18 + 1 = 19
6 × 7 = 42
15 − 6 = 9
16 + 6 = 22
13 − 5 = 8
7 × 7 = 49
2 + 4 − 6 = 0
13 − 8 + 5 = 10
23 − 3 + 2 = 22
12 + 9 − 6 = 15
2 + 6 + 5 = 13
11 + 6 − 7 = 10
18 − 7 + 5 = 16
4 + 9 − 6 = 7
9 − 5 + 4 = 8
7 − 2 + 1 = 6
5 + 7 + 6 = 18
24 − 7 − 8 = 9

単語記憶テスト

こたつ	まぶた	まりね	ちかさ	くもり
えほん	てれび	あぐら	むすめ	わぎり
ひかり	せいじ	きつね	かげえ	でんち
みぎて	じどう	しばふ	じじつ	はにわ
ななめ	しんろ	たかさ	かえる	がいや

DAY 6　　月　　日（　）

9 + 1 = 10
42 ÷ 6 = 7
5 − 2 = 3
8 × 6 = 48
6 × 2 = 12
21 − 3 = 18
72 ÷ 9 = 8
5 × 6 = 30
26 − 8 = 18
11 + 3 = 14
32 ÷ 8 = 4

2 + 8 = 10
8 × 3 = 24
6 + 9 = 15
5 ÷ 1 = 5
8 − 2 = 6
3 × 5 = 15
24 ÷ 8 = 3
24 ÷ 4 = 6
2 + 3 = 5
5 × 7 = 35
18 − 1 = 17

1 + 9 = 10
15 ÷ 5 = 3
17 − 5 = 12
2 × 9 = 18
20 ÷ 5 = 4
6 × 8 = 48
13 + 9 = 22
9 × 2 = 18
17 − 9 = 8
25 − 7 = 18
22 ÷ 2 = 11

5 + 6 − 2 = 9
8 − 8 + 4 = 4
18 − 9 − 2 = 7
2 + 3 − 4 = 1
6 + 8 − 5 = 9
8 − 5 + 8 = 11
19 − 8 − 9 = 2
12 + 1 + 2 = 15
13 − 4 + 2 = 11
21 − 6 + 1 = 16
15 − 9 + 8 = 14
14 + 4 − 3 = 15

11 − 8 + 4 = 7
16 − 6 + 3 = 13
22 − 5 + 7 = 24
6 + 8 − 1 = 13
1 + 3 + 8 = 12
13 − 9 + 1 = 5
19 − 1 + 3 = 21
16 + 2 − 7 = 11
18 − 5 − 2 = 11
10 + 7 − 7 = 10
18 + 1 + 6 = 25
5 + 8 − 3 = 10

14 + 9 − 2 = 21
7 − 1 + 3 = 9
15 − 9 + 1 = 7
11 + 7 − 5 = 13
5 + 2 + 4 = 11
9 + 4 − 6 = 7
5 − 5 + 8 = 8
5 + 8 − 9 = 4
19 − 8 + 3 = 14
5 − 2 + 8 = 11
8 + 6 + 5 = 19
17 − 8 − 6 = 3

9	7	6	3	8	4	1	2	5
1	2	8	5	9	7	3	4	6
5	3	4	6	1	2	8	7	9
7	4	5	2	3	1	6	9	8
8	6	2	9	7	5	4	1	3
3	1	9	8	4	6	7	5	2
2	5	7	1	6	8	9	3	4
6	9	1	4	2	3	5	8	7
4	8	3	7	5	9	2	6	1

DAY 7　　月　　日（　）

18 ÷ 6 = 3
21 − 4 = 17
14 + 7 = 21
63 ÷ 7 = 9
19 − 16 = 3
24 − 17 = 7
10 + 6 = 16
30 ÷ 5 = 6
23 − 19 = 4
12 ÷ 2 = 6
17 − 8 = 9

21 − 18 = 3
18 − 11 = 7
3 + 10 = 13
28 ÷ 7 = 4
7 − 7 = 0
11 − 6 = 5
3 × 9 = 27
12 + 5 = 17
8 × 6 = 48
14 ÷ 7 = 2
9 × 7 = 63

16 ÷ 2 = 8
18 − 2 = 16
13 + 9 = 22
32 ÷ 8 = 4
16 + 1 = 17
24 − 16 = 8
17 + 6 = 23
15 ÷ 3 = 5
11 × 5 = 55
13 + 10 = 23
4 × 7 = 28

9 − 9 + 9 = 9
18 − 12 + 9 = 15
8 + 11 − 7 = 12
16 − 5 − 9 = 2
19 + 9 − 8 = 20
22 − 9 + 1 = 14
27 − 13 − 8 = 6
5 + 12 + 4 = 21
5 − 4 + 8 = 9
8 + 12 + 6 = 26
26 − 16 + 9 = 19
6 + 13 − 14 = 5

19 − 18 + 9 = 10
23 − 8 − 6 = 9
13 − 6 + 2 = 9
5 + 19 − 11 = 13
5 + 13 + 8 = 26
13 + 7 − 18 = 2
22 − 5 − 15 = 2
12 + 5 − 2 = 15
22 − 1 − 19 = 2
13 + 6 − 18 = 1
10 + 6 + 2 = 18
9 + 8 − 15 = 2

9 + 10 − 1 = 18
12 + 11 + 2 = 25
11 − 6 − 3 = 2
5 + 19 − 6 = 18
3 + 6 + 15 = 24
3 + 9 − 6 = 6
25 − 1 + 9 = 33
12 + 5 − 9 = 8
18 − 16 + 15 = 17
15 − 6 + 16 = 25
13 + 4 + 10 = 27
10 + 11 − 4 = 17

● きれいな着物を着た丸坊頭の少年が立っていた。⇒丸坊主
● ユーモアの効いた一言で絶対絶命のピンチを脱した。⇒絶体絶命
● 疎縁になっていた友人と久しぶりに再会した。⇒疎遠
● 応援しているチームが逆点満塁ホームランで勝利した。⇒逆転
● 彼には、強い後ろ立てがついているという噂がある。⇒後ろ盾

DAY 10　　月　　日（　）

5 ▼ 9 = 14
9 ◎ 7 = 63
8 ◆ 3 = 5
1 ▼ 6 = 7
4 □ 1 = 4
2 ◎ 7 = 14
7 ▼ 2 = 9
5 ◎ 4 = 20
15 □ 5 = 3
1 ▼ 1 = 2
2 ▼ 9 = 11
6 ◎ 6 = 36
16 □ 4 = 4
8 ◆ 8 = 0
3 ▼ 3 = 6
24 □ 6 = 4
6 ◎ 4 = 24
9 ◆ 5 = 4
4 ▼ 4 = 8

1 ◎ 7 = 7
9 ◆ 4 = 5
4 ▼ 7 = 11
12 □ 2 = 6
6 ◎ 4 = 24
20 □ 4 = 5
8 ▼ 6 = 14
7 ◎ 7 = 49
3 ◎ 9 = 27
3 □ 3 = 1
20 □ 5 = 4
4 ◎ 2 = 8
12 ◆ 7 = 5
2 ▼ 8 = 10
8 □ 4 = 2
12 □ 3 = 4
4 ◎ 1 = 4
13 ◆ 8 = 5
1 ▼ 9 = 10

4 ◎ 8 = 32
18 □ 6 = 3
6 ▼ 9 = 15
4 ▼ 2 = 6
24 □ 4 = 6
7 ◎ 9 = 63
13 ◆ 9 = 4
8 ▼ 8 = 16
35 □ 5 = 7
8 □ 2 = 4
9 ◎ 4 = 36
14 □ 7 = 2
8 ◎ 3 = 24
9 ◆ 7 = 2
9 ▼ 3 = 12
4 ◎ 5 = 20
17 ◆ 8 = 9
4 ▼ 8 = 12
6 □ 3 = 2

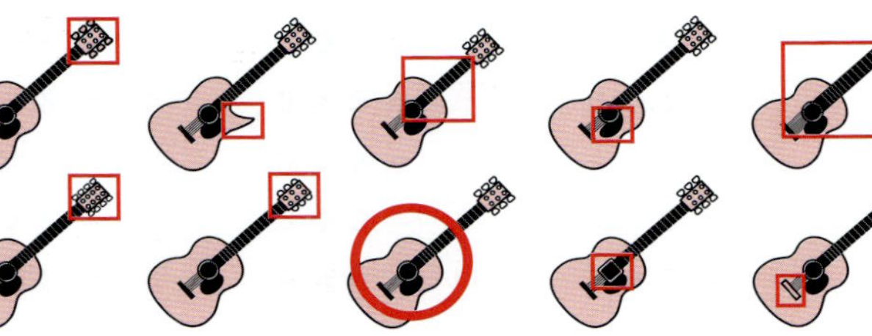

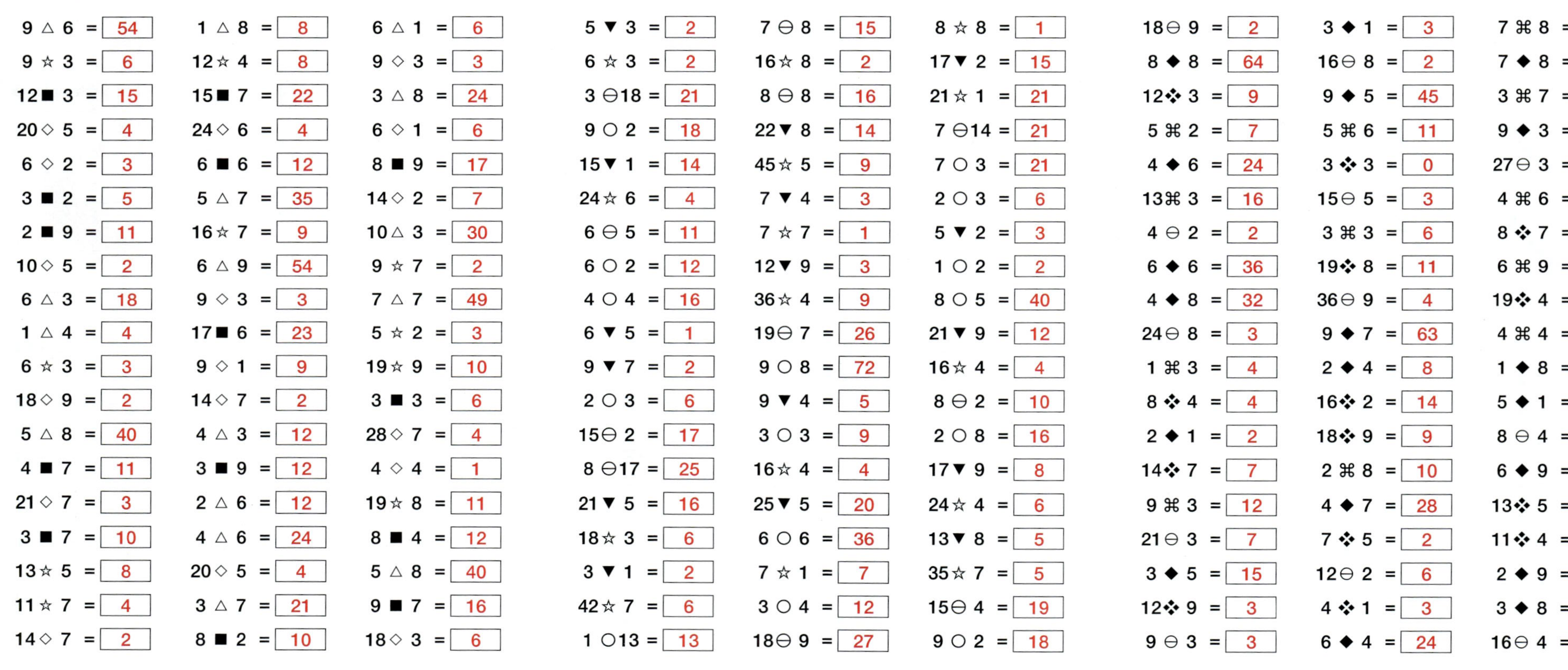

DAY 11

月　日（　）

9 △ 6 = 54	1 △ 8 = 8	6 △ 1 = 6
9 ☆ 3 = 6	12 ☆ 4 = 8	9 ◇ 3 = 3
12 ■ 3 = 15	15 ■ 7 = 22	3 △ 8 = 24
20 ◇ 5 = 4	24 ◇ 6 = 4	6 ◇ 1 = 6
6 ◇ 2 = 3	6 ■ 6 = 12	8 ■ 9 = 17
3 ■ 2 = 5	5 △ 7 = 35	14 ◇ 2 = 7
2 ■ 9 = 11	16 ☆ 7 = 9	10 △ 3 = 30
10 ◇ 5 = 2	6 △ 9 = 54	9 ☆ 7 = 2
6 △ 3 = 18	9 ◇ 3 = 3	7 △ 7 = 49
1 △ 4 = 4	17 ■ 6 = 23	5 ☆ 2 = 3
6 ☆ 3 = 3	9 ◇ 1 = 9	19 ☆ 9 = 10
18 ◇ 9 = 2	14 ◇ 7 = 2	3 ■ 3 = 6
5 △ 8 = 40	4 △ 3 = 12	28 ◇ 7 = 4
4 ■ 7 = 11	3 ■ 9 = 12	4 ◇ 4 = 1
21 ◇ 7 = 3	2 △ 6 = 12	19 ☆ 8 = 11
3 ■ 7 = 10	4 △ 6 = 24	8 ■ 4 = 12
13 ☆ 5 = 8	20 ◇ 5 = 4	5 △ 8 = 40
11 ☆ 7 = 4	3 △ 7 = 21	9 ■ 7 = 16
14 ◇ 7 = 2	8 ■ 2 = 10	18 ◇ 3 = 6

DAY 12

月　日（　）

5 ▼ 3 = 2	7 ⊖ 8 = 15	8 ☆ 8 = 1
6 ☆ 3 = 2	16 ☆ 8 = 2	17 ▼ 2 = 15
3 ⊖ 18 = 21	8 ⊖ 8 = 16	21 ☆ 1 = 21
9 ○ 2 = 18	22 ▼ 8 = 14	7 ⊖ 14 = 21
15 ▼ 1 = 14	45 ☆ 5 = 9	7 ○ 3 = 21
24 ☆ 6 = 4	7 ▼ 4 = 3	2 ○ 3 = 6
6 ⊖ 5 = 11	7 ☆ 7 = 1	5 ▼ 2 = 3
6 ○ 2 = 12	12 ▼ 9 = 3	1 ○ 2 = 2
4 ○ 4 = 16	36 ☆ 4 = 9	8 ○ 5 = 40
6 ▼ 5 = 1	19 ⊖ 7 = 26	21 ▼ 9 = 12
9 ▼ 7 = 2	9 ○ 8 = 72	16 ☆ 4 = 4
2 ○ 3 = 6	9 ▼ 4 = 5	8 ⊖ 2 = 10
15 ⊖ 2 = 17	3 ○ 3 = 9	2 ○ 8 = 16
8 ⊖ 17 = 25	16 ☆ 4 = 4	17 ▼ 9 = 8
21 ▼ 5 = 16	25 ▼ 5 = 20	24 ☆ 4 = 6
18 ☆ 3 = 6	6 ○ 6 = 36	13 ▼ 8 = 5
3 ▼ 1 = 2	7 ☆ 1 = 7	35 ☆ 7 = 5
42 ☆ 7 = 6	3 ○ 4 = 12	15 ⊖ 4 = 19
1 ○ 13 = 13	18 ⊖ 9 = 27	9 ○ 2 = 18

DAY 13

月　日（　）

18 ⊖ 9 = 2	3 ◆ 1 = 3	7 ⌘ 8 = 15
8 ◆ 8 = 64	16 ⊖ 8 = 2	7 ◆ 8 = 56
12 ❖ 3 = 9	9 ◆ 5 = 45	3 ⌘ 7 = 10
5 ⌘ 2 = 7	5 ⌘ 6 = 11	9 ◆ 3 = 27
4 ◆ 6 = 24	3 ❖ 3 = 0	27 ⊖ 3 = 9
13 ⌘ 3 = 16	15 ⊖ 5 = 3	4 ⌘ 6 = 10
4 ⊖ 2 = 2	3 ⌘ 3 = 6	8 ❖ 7 = 1
6 ◆ 6 = 36	19 ❖ 8 = 11	6 ⌘ 9 = 15
4 ◆ 8 = 32	36 ⊖ 9 = 4	19 ❖ 4 = 15
24 ⊖ 8 = 3	9 ◆ 7 = 63	4 ⌘ 4 = 8
1 ⌘ 3 = 4	2 ◆ 4 = 8	1 ◆ 8 = 8
8 ❖ 4 = 4	16 ❖ 2 = 14	5 ◆ 1 = 5
2 ◆ 1 = 2	18 ❖ 9 = 9	8 ⊖ 4 = 2
14 ❖ 7 = 7	2 ⌘ 8 = 10	6 ◆ 9 = 54
9 ⌘ 3 = 12	4 ◆ 7 = 28	13 ❖ 5 = 8
21 ⊖ 3 = 7	7 ❖ 5 = 2	11 ❖ 4 = 7
3 ◆ 5 = 15	12 ⊖ 2 = 6	2 ◆ 9 = 18
12 ❖ 9 = 3	4 ❖ 1 = 3	3 ◆ 8 = 24
9 ⊖ 3 = 3	6 ◆ 4 = 24	16 ⊖ 4 = 4

熟語しりとり

革 → 新 → 人 → 気 → 温 → 泉

雪 → 国 → 立 → 派 → 手 → 術

花 → 火 → 星 → 空 → 気 → 配

単語記憶テスト

みかん	あそび	さかい	さむさ	ぺんち
たんぼ	まくら	ぶぶん	りふと	まつげ
ふそく	せんい	でんわ	きたい	こっぷ
どうわ	けむし	わらい	おちば	のうど
さわぎ	つばさ	なまえ	きせつ	きげき

2	4	3	6	1	7	9	8	5
9	8	6	3	5	4	1	2	7
5	1	7	9	2	8	4	3	6
1	5	2	8	9	3	7	6	4
4	3	9	1	7	6	8	5	2
7	6	8	5	4	2	3	1	9
3	9	5	4	6	1	2	7	8
8	7	4	2	3	5	6	9	1
6	2	1	7	8	9	5	4	3

DAY 14　月　日（　）

17✳9 = 8	3✿6 = 18	7✿3 = 21
6❋7 = 13	5❋3 = 8	14❋8 = 22
30✽6 = 5	5✿3 = 15	2❋15 = 17
13✳9 = 4	11❋5 = 16	12✳7 = 5
2✿6 = 12	6✿8 = 48	17❋5 = 22
8✿8 = 64	17✳6 = 11	16✽8 = 2
9✳4 = 5	3❋2 = 5	9✳8 = 1
7❋5 = 12	21✽3 = 7	9✿2 = 18
2✿7 = 14	18✳6 = 12	6✿6 = 36
15✽3 = 5	5✿1 = 5	28✽7 = 4
4✿2 = 8	3❋7 = 10	6✿3 = 18
8✳2 = 6	8✽2 = 4	13✳7 = 6
2❋9 = 11	12✽6 = 2	9❋6 = 15
36✽9 = 4	13✳8 = 5	21✽3 = 7
6✳1 = 5	7❋8 = 15	6✳2 = 4
1❋4 = 5	7❋9 = 16	4❋9 = 13
40✽5 = 8	28✽4 = 7	9✽9 = 1
14✳7 = 7	2✿3 = 6	15✳8 = 7
1✿4 = 4	6✽3 = 2	6✿9 = 54

- 正当派のフランス料理をご馳走になった。⇒正統派
- 高校時代の恩師の教えを肝に命じて生きている。⇒銘じて
- 憧れの人から丁寧な手紙を受け取り、有頂点になった。⇒有頂天
- お酒をのんで、機嫌のよくなった上司が自我自賛を繰り返している。⇒自画自賛
- 前代未問の提案に、その場にいた多くの人が驚きを隠せなかった。⇒前代未聞
- 問題の解決を図るために、何度も接衝を重ねた。⇒折衝

DAY 17　月　日（　）

① ○ ＋ □ ＝ 7
(3, 4)、(2, 5)、(6, 1)

② ○ ＋ □ ＝ 12
(9, 3)、(8, 4)、(5, 7)

③ ○ － □ ＝ 3
(9, 6)、(7, 4)、(5, 2)

④ ○ ＋ 7 － □ ＝ 4
(2, 5)、(4, 7)、(6, 9)、(1, 4)

⑤ ○ － 3 － □ ＝ 2
(5, 0)、(9, 4)、(6, 1)、(8, 3)

⑥ ○ － 4 ＋ □ ＝ 6
(5, 5)、(9, 1)、(6, 4)、(8, 2)

⑦ ○ － 5 ＋ □ ＝ 9
(9, 5)、(7, 7)、(8, 6)

⑧ 2 ＋ ○ ＋ □ ＝ 9
(4, 3)、(1, 6)、(7, 0)、(2, 5)

⑨ ○ ＋ 3 － □ ＝ 8
(6, 1)、(5, 0)、(7, 2)、(8, 3)

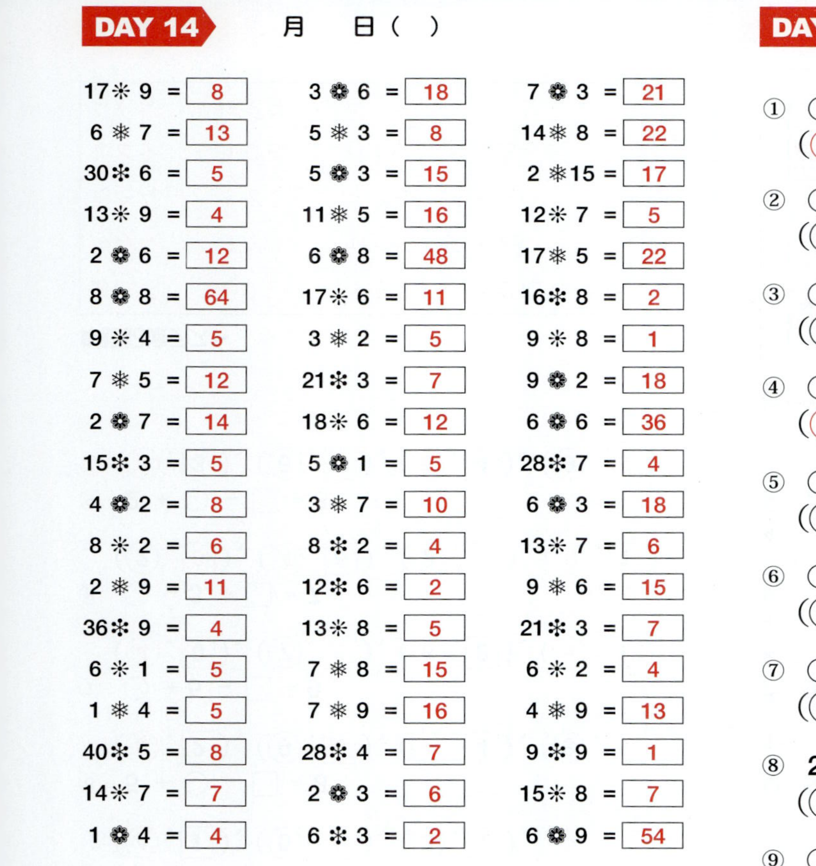

DAY 18　月　日（　）

① ○ － □ ＝ 4
(7, 3)、(6, 2)、(9, 5)

② ○ ＋ □ ＝ 13
(4, 9)、(6, 7)、(5, 8)

③ ○ ＋ 5 － □ ＝ 11
(7, 1)、(6, 0)、(8, 2)、(9, 3)

④ 2 ＋ ○ ＋ □ ＝ 13
(9, 2)、(7, 4)、(8, 3)、(6, 5)

⑤ ○ － □ － 3 ＝ 4
(8, 1)、(9, 2)、(7, 0)

⑥ ○ ＋ 2 － □ ＝ 8
(8, 2)、(9, 3)、(6, 0)、(7, 1)

⑦ ○ ＋ □ － 5 ＝ 1
(4, 2)、(3, 3)、(5, 1)、(6, 0)

⑧ ○ － 2 ＋ □ ＝ 3
(2, 3)、(0, 5)、(1, 4)

⑨ 3 ＋ ○ － □ ＋ 4 ＝ 9
(3, 1)、(5, 3)、(9, 7)、(8, 6)

熟語しりとり

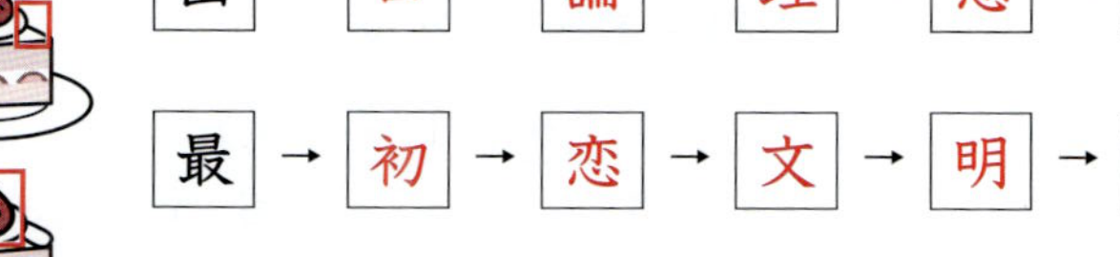

出 → 口 → 論 → 理 → 想 → 定 → 規

最 → 初 → 恋 → 文 → 明 → 日 → 数

大 → 関 → 心 → 身 → 長 → 屋 → 外

DAY 19　　月　　日（　）

① ○ + □ − 2 = 3
(4, 1)、(3, 2)、(5, 0)

② ○ + 7 + □ = 15
(5, 3)、(7, 1)、(6, 2)、(4, 4)

③ ○ − □ + 3 = 9
(6, 0)、(8, 2)、(7, 1)、(9, 3)

④ ○ − 4 − □ = 2
(9, 3)、(8, 2)、(6, 0)、(7, 1)

⑤ ○ + 9 + □ = 14
(4, 1)、(5, 0)、(3, 2)

⑥ 5 + ○ − □ = 8
(5, 2)、(9, 6)、(7, 4)、(8, 5)

⑦ ○ + 5 − □ = 9
(4, 0)、(7, 3)、(6, 2)、(5, 1)

⑧ ○ − 3 + □ = 7
(2, 8)、(4, 6)、(3, 7)、(9, 1)

⑨ 2 + ○ − □ = 3
(4, 3)、(6, 5)、(5, 4)、(9, 8)

単語記憶テスト

あいず	もやし	すもう	かびん	せいふ
つらら	ぎたい	おどり	じだい	こころ
たたみ	きぞく	らいと	ねらい	えんそ
じどう	うしろ	けつい	こあら	すいか
らんち	ぽぷら	ちいき	さいじ	くすみ

DAY 20　　月　　日（　）

① 7 + ○ − 3 − □ = 8
(6, 2)、(5, 1)、(9, 5)、(7, 3)

② 5 + ○ − 1 + □ = 11
(5, 2)、(6, 1)、(4, 3)、(7, 0)

③ ○ − 2 − 3 − □ = 1
(7, 1)、(6, 0)、(8, 2)、(9, 3)

④ 2 + ○ + □ − 1 = 6
(3, 2)、(4, 1)、(5, 0)

⑤ ○ − 1 + 5 + □ = 10
(3, 3)、(4, 2)、(5, 1)、(6, 0)

⑥ 5 + ○ − 2 − □ = 9
(7, 1)、(9, 3)、(8, 2)、(6, 0)

⑦ 9 − ○ − 2 + □ = 13
(2, 8)、(1, 7)、(3, 9)、(0, 6)

⑧ ○ − 3 + 2 + □ = 11
(9, 3)、(6, 6)、(8, 4)、(5, 7)

⑨ 7 + ○ + □ − 3 = 12
(8, 0)、(2, 6)、(5, 3)、(1, 7)

5	1	9	4	2	3	7	6	8
6	3	7	5	1	8	2	9	4
4	2	8	9	7	6	3	1	5
2	8	5	7	3	9	6	4	1
9	7	1	6	8	4	5	2	3
3	6	4	1	5	2	9	8	7
7	4	3	2	6	1	8	5	9
1	5	2	8	9	7	4	3	6
8	9	6	3	4	5	1	7	2

DAY 21　　月　　日（　）

① ○ + 9 − 3 + □ = 11
(1, 4)、(0, 5)、(2, 3)

② 5 − ○ + □ + 3 = 12
(0, 4)、(4, 8)、(5, 9)、(2, 6)

③ ○ + 4 − □ + 3 = 12
(6, 1)、(9, 4)、(8, 3)、(7, 2)

④ ○ − 1 − □ − 3 = 2
(6, 0)、(8, 2)、(9, 3)、(7, 1)

⑤ ○ − 3 + □ + 7 = 8
(1, 3)、(2, 2)、(0, 4)

⑥ ○ + 7 − □ − 3 = 8
(6, 2)、(5, 1)、(9, 5)、(7, 3)

⑦ ○ + 5 + □ − 2 = 10
(5, 2)、(4, 3)、(7, 0)、(6, 1)

⑧ 2 + ○ − □ + 4 = 9
(4, 1)、(9, 6)、(5, 2)、(8, 5)

⑨ ○ + 9 − 2 − □ = 13
(8, 2)、(9, 3)、(7, 1)、(6, 0)

- 引っ越しを機にベットを新調しようと思う。⇒ベッド
- その記事は、紙面の関係で割合いたします。⇒割愛
- 今度のプロジェクトを成功させて汚名挽回するぞ。
  ⇒汚名返上　または、名誉挽回
- 彼女の発言はいつも的を得ており、感心させられる。
  ⇒的を射て　または、当を得て
- 大臣は、苦汁の決断として、その提案を受け入れた。⇒苦渋
- 健康のためには、人間ドッグを毎年かかさずに受けることが大切です。
  ⇒人間ドック

※ DAY24～28 の計算問題はまれに解答に示した記号以外でも式が成り立つ場合があります。式が成り立てば、正解としてください。

DAY 24　月　日（　）

7 ＋ 6 = 13	3 × 7 = 21	2 ＋ 9 = 11
9 × 3 = 27	6 ÷ 2 = 3	9 ÷ 3 = 3
12 ÷ 6 = 2	15 − 8 = 7	16 − 4 = 12
18 − 2 = 16	6 × 3 = 18	10 ＋ 3 = 13
8 ÷ 4 = 2	10 ÷ 5 = 2	5 × 7 = 35
11 − 7 = 4	12 − 4 = 8	14 − 8 = 6
8 ＋ 3 = 11	13 ＋ 4 = 17	15 ÷ 3 = 5
16 ÷ 4 = 4	7 × 3 = 21	18 ÷ 2 = 9
24 ÷ 8 = 3	9 ＋ 4 = 13	4 ＋ 7 = 11
3 ＋ 6 ＋ 6 = 15	3 × 6 − 6 = 12	11 − 2 − 3 = 6
3 − 2 ＋ 5 = 6	2 ＋ 2 × 5 = 12	5 ＋ 9 − 6 = 8
9 − 2 ＋ 3 = 10	6 ＋ 3 ＋ 2 = 11	8 × 2 − 9 = 7
3 × 4 ＋ 5 = 17	9 ＋ 2 − 3 = 8	3 × 5 − 8 = 7
3 ＋ 9 ＋ 2 = 14	14 ÷ 2 ＋ 3 = 10	4 × 3 − 2 = 10
9 − 4 ＋ 3 = 8	10 − 3 ＋ 5 = 12	7 ＋ 9 − 6 = 10
6 ＋ 5 − 2 = 9	4 × 4 − 3 = 13	2 × 5 − 4 = 6
11 − 4 − 3 = 4	12 ÷ 3 ＋ 4 = 8	13 − 4 − 5 = 4
4 × 2 ＋ 2 = 10	7 × 2 − 5 = 9	6 ÷ 3 ＋ 2 = 4
3 × 5 − 5 = 10	3 × 8 − 5 = 19	8 × 2 − 7 = 9

DAY 25　月　日（　）

10 − 4 = 6	18 − 6 = 12	6 ÷ 3 = 2
16 ÷ 4 = 4	5 ＋ 15 = 20	5 × 4 = 20
15 ÷ 3 = 5	7 ＋ 14 = 21	12 ＋ 6 = 18
6 × 2 = 12	17 ÷ 17 = 1	13 − 9 = 4
17 − 9 = 8	13 − 4 = 9	26 − 13 = 13
16 − 8 = 8	16 − 12 = 4	36 − 9 = 27
8 ÷ 2 = 4	12 ÷ 3 = 4	14 ÷ 7 = 2
9 ＋ 3 = 12	12 − 8 = 4	8 − 5 = 3
10 ＋ 4 = 14	32 ÷ 4 = 8	22 ÷ 11 = 2
8 ＋ 5 ＋ 3 = 16	14 − 7 − 2 = 5	5 × 2 − 3 = 7
3 ＋ 9 − 5 = 7	12 ÷ 6 ＋ 8 = 10	16 ÷ 4 ＋ 3 = 7
6 ＋ 8 − 5 = 9	18 ÷ 9 ＋ 2 = 4	7 × 2 ＋ 3 = 17
13 − 8 − 3 = 2	11 − 3 − 8 = 0	18 ÷ 3 ÷ 2 = 3
8 ＋ 7 − 9 = 6	5 ＋ 10 − 2 = 13	16 ÷ 8 ＋ 4 = 6
4 × 5 − 2 = 18	7 × 3 − 3 = 18	5 ＋ 2 × 9 = 23
5 × 3 − 2 = 13	2 × 6 ÷ 4 = 3	2 ＋ 6 × 4 = 26
18 ÷ 6 ＋ 3 = 6	3 × 3 ÷ 9 = 1	16 ÷ 2 ＋ 9 = 17
12 ÷ 3 ＋ 4 = 8	4 ＋ 8 − 2 = 10	12 − 3 − 2 = 7
15 ＋ 5 − 3 = 17	4 × 3 × 2 = 24	4 ＋ 5 × 2 = 14

DAY 26　月　日（　）

4 ＋ 3 ＋ 7 = 14	6 × 2 ÷ 3 = 4	16 ÷ 8 ＋ 4 = 6
12 − 5 ＋ 3 = 10	8 × 2 − 8 = 8	5 × 3 − 8 = 7
11 − 4 − 2 = 5	11 − 2 − 8 = 1	18 − 9 ＋ 2 = 11
19 − 6 − 9 = 4	7 × 3 − 6 = 15	18 ÷ 3 × 2 = 12
12 ÷ 4 × 3 = 9	2 × 5 − 4 = 6	14 − 7 − 3 = 4
6 × 2 ＋ 4 = 16	9 ＋ 3 − 6 = 6	12 ÷ 6 ＋ 3 = 5
3 ＋ 5 ＋ 3 = 11	18 ÷ 3 ÷ 3 = 2	3 × 2 × 4 = 24
18 − 3 − 9 = 6	15 − 5 − 3 = 7	5 × 3 − 2 = 13
12 ÷ 3 ＋ 6 = 10	4 × 5 − 7 = 13	10 − 2 − 3 = 5
4 ＋ 3 × 3 = 13	13 − 4 ＋ 3 = 12	8 − 2 − 3 = 3
5 × 2 − 3 = 7	10 − 2 × 3 = 4	9 − 3 ＋ 4 = 10
9 − 2 ＋ 5 = 12	18 ÷ 6 ＋ 6 = 9	11 − 2 × 3 = 5
9 × 2 − 8 = 10	3 ＋ 4 × 2 = 11	15 − 3 − 6 = 6
14 ÷ 2 − 6 = 1	4 ＋ 5 ＋ 6 = 15	12 ÷ 2 − 2 = 4
20 − 5 − 6 = 9	3 × 6 − 6 = 12	21 ÷ 3 ＋ 4 = 11
32 ÷ 8 × 4 = 16	14 − 6 ÷ 3 = 12	13 − 6 ÷ 3 = 11
10 − 4 − 3 = 3	27 ÷ 3 − 3 = 6	15 ÷ 3 ÷ 5 = 1
12 ÷ 2 ÷ 3 = 2	5 ＋ 3 ＋ 6 = 14	9 − 2 ÷ 2 = 8
16 ÷ 4 ＋ 7 = 11	12 ÷ 4 ＋ 2 = 5	8 − 2 × 3 = 2

素適なバックを見つけたので、嬉しくなって、つい衝動買いをしてしまった。
素適→素敵　　バック→バッグ

抽選でヨーロッパ旅行総額 10,000,000 万円分の商品権をプゼレント
10,000,000 万円分＝ 100,000,000,000 円分となる。万をトルまたは、1,000 万円分。
商品権→商品券　　プゼレント→プレゼント

請求金額についてお知らせいたすます。一つ 50 円の商品が 500 個で 250,00 円
いたすます → いたします　　250,00 円 → 25,000 円

血官を若返らせる上でもっとも大切なのが毎日の食事です。ポイントは、塩分と摂取カロリーを減らすことです。完璧にできなくても、少しｓづつ減らしていき、毎日の食事を健康的なものにしていきしょう。
血官 → 血管　　少しｓづつ → 少しずつ（ｓトル、づ→ず）
いきしょう。→ いきましょう（まが脱字）

アサーティブとは、相手を尊重しつつ、自分の意見や要求、環状を率直に、誠実に、対等に伝えるコミニケーションの方法です。アサーティブな表現ができると、一方的になったり、言葉をのみ込んだりすることなく「本当に伝えたいこと」が適切に伝わるようなります。
環状 → 感情　　コミニケーション → コミュニケーション
のみ込んだり → のみ込んだり　　ようなります → ようになります

1. 日時　平成○年 10 月 25 日（土曜日）
午前 9 時 30 分～午後 2 時 30 分
※午前 9 時 15 分集合
（雨天の場合は、中止します。午前 7 時 30 分までにイントラにてい中止の旨をお知らせいたします。）
）を入れる　　いをトル

2. 場所　○○県○○市○○町○丁目○番○号
狸の森公園グラウンド
のをトル

3. 競技種目　別紙「運動会プログラム」ののとおり

4. 備考　①所属長は、9 月 31 日までに参加者名簿を総務部企画課に提出してください。
②昼食は、各自ご用意ください。また、ゴミはお持ち帰りにご協力ください。
②お子様連れでの参加も歓迎いたします。（お子様用の競技種目およびプレゼントの準備もしています。）
③に修正　　のに修正
9 月 31 日は存在しません。間違っていることに気づけば正解です。

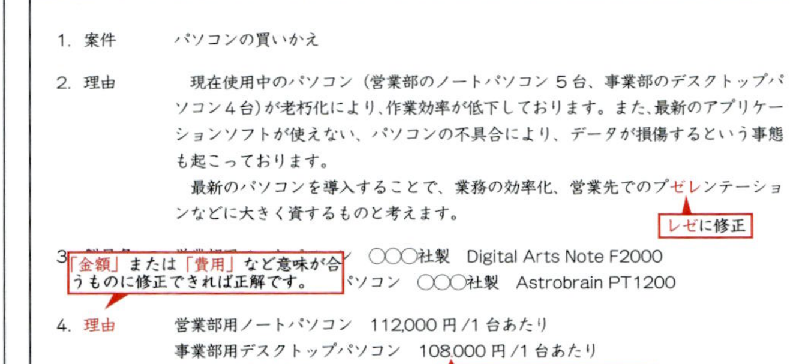
1. 案件　パソコンの買いかえ

2. 理由　現在使用中のパソコン（営業部のノートパソコン 5 台、事業部のデスクトップパソコン 4 台）が老朽化により、作業効率が低下しております。また、最新のアプリケーションソフトが使えない、パソコンの不具合により、データが損傷するという事態も起こっております。
最新のパソコンを導入することで、業務の効率化、営業先でのプゼレンテーションなどに大きく資するものと考えます。
レゼに修正

3. 「金額」または「費用」など意味が合うものに修正できれば正解です。　○○○社製　Digital Arts Note F2000
パソコン　○○○社製　Astrobrain PT1200

4. 理由　営業部用ノートパソコン　112,000 円 /1 台あたり
事業部用デスクトップパソコン　108,000 円 /1 台あたり
合計 1,100,000 円
992,000 円に修正　　108,000 円（コンマに修正）

5. 備考　3 社から提案を受けた結果、価格、社内インフラとの愛称、セキュリティ面から上記製品が適切あると考えました。価格、スペック等の資料は別紙をご参照ください。
でを追加または適切だと考えました　　相性に修正

DAY 27　　月　日（　）

7 ÷ 7 + 4 = 5　　27 ÷ 9 + 9 = 12　　2 + 15 − 6 = 11
2 × 6 − 6 = 6　　5 + 2 × 7 = 19　　5 + 14 ÷ 2 = 12
12 − 3 − 5 = 4　　9 + 8 − 9 = 8　　4 − 16 ÷ 4 = 0
12 ÷ 6 + 3 = 5　　3 × 6 − 5 = 13　　19 − 4 × 4 = 3
16 − 5 × 2 = 6　　8 − 14 ÷ 7 = 6　　14 − 7 + 6 = 13
7 + 6 − 3 = 10　　8 ÷ 2 + 9 = 13　　8 + 12 − 5 = 15
3 + 12 ÷ 3 = 7　　14 ÷ 7 + 3 = 5　　16 − 8 ÷ 8 = 15
3 × 5 − 8 = 7　　21 ÷ 7 + 9 = 12　　16 − 9 ÷ 3 = 13
8 + 4 + 3 = 15　　24 − 8 − 9 = 7　　10 + 16 ÷ 8 = 12
11 − 2 − 8 = 1　　3 × 6 − 3 = 15　　14 ÷ 7 × 8 = 16
8 + 9 ÷ 3 = 11　　8 − 6 ÷ 6 = 7　　19 − 16 + 4 = 7
5 − 12 ÷ 6 = 3　　16 ÷ 8 × 4 = 8　　15 − 3 − 6 = 6
9 ÷ 3 − 1 = 2　　7 ÷ 7 + 8 = 9　　17 − 2 × 6 = 5
12 ÷ 6 + 3 = 5　　15 ÷ 3 + 6 = 11　　19 − 9 − 2 = 8
4 × 3 − 6 = 6　　9 − 3 − 2 = 4　　8 − 3 × 2 = 2
27 ÷ 9 ÷ 3 = 1　　17 − 9 − 7 = 1　　18 ÷ 9 × 5 = 10
16 − 4 − 8 = 4　　16 − 4 − 9 = 3　　16 ÷ 4 + 7 = 11
11 − 4 + 3 = 10　　18 ÷ 6 + 2 = 5　　14 − 12 + 6 = 8
20 ÷ 4 − 2 = 3　　15 ÷ 3 × 7 = 35　　19 − 9 ÷ 3 = 16

DAY 28　　月　日（　）

12 − 11 + 4 = 5　　6 + 8 ÷ 4 = 8　　7 + 5 × 4 = 27
8 × 2 − 7 = 9　　12 − 6 + 2 = 8　　20 ÷ 4 − 2 = 3
15 ÷ 3 ÷ 5 = 1　　21 − 7 − 8 = 6　　14 ÷ 7 + 7 = 9
24 ÷ 8 + 6 = 9　　11 − 6 ÷ 6 = 10　　17 − 8 − 2 = 7
18 ÷ 9 ÷ 2 = 1　　4 + 3 − 6 = 1　　5 − 6 ÷ 3 = 3
3 × 2 − 5 = 1　　14 − 2 − 6 = 6　　14 ÷ 7 × 3 = 6
20 ÷ 5 + 6 = 10　　18 ÷ 2 ÷ 3 = 3　　6 − 5 + 4 = 5
8 + 16 ÷ 2 = 16　　10 − 7 − 1 = 2　　12 − 4 ÷ 4 = 11
10 + 2 + 5 = 17　　9 + 3 × 4 = 21　　5 × 2 − 7 = 3
6 × 2 ÷ 4 = 3　　2 × 6 + 3 = 15　　4 + 6 + 8 = 18
7 × 3 − 8 = 13　　7 − 5 + 6 = 8　　9 − 6 ÷ 3 = 7
5 − 1 + 9 = 13　　15 − 5 − 7 = 3　　12 ÷ 4 × 5 = 15
5 + 8 ×/÷ 1 = 13　　8 ÷ 2 × 3 = 12　　9 ÷ 3 + 5 = 8
17 − 8 − 4 = 5　　6 ÷ 2 + 10 = 13　　2 × 6 ÷ 4 = 3
12 + 3 − 8 = 7　　16 − 14 + 7 = 9　　12 − 3 − 3 = 6
6 × 3 − 1 = 17　　11 − 6 ÷ 3 = 9　　11 − 3 + 7 = 15
2 + 5 + 7 = 14　　15 ÷ 3 + 6 = 11　　18 ÷ 3 ÷ 3 = 2
4 × 2 + 3 = 11　　5 − 12 ÷ 4 = 2　　5 × 2 − 4 = 6
3 × 8 − 5 = 19　　11 − 8 ÷ 4 = 9　　14 − 6 ÷ 2 = 11

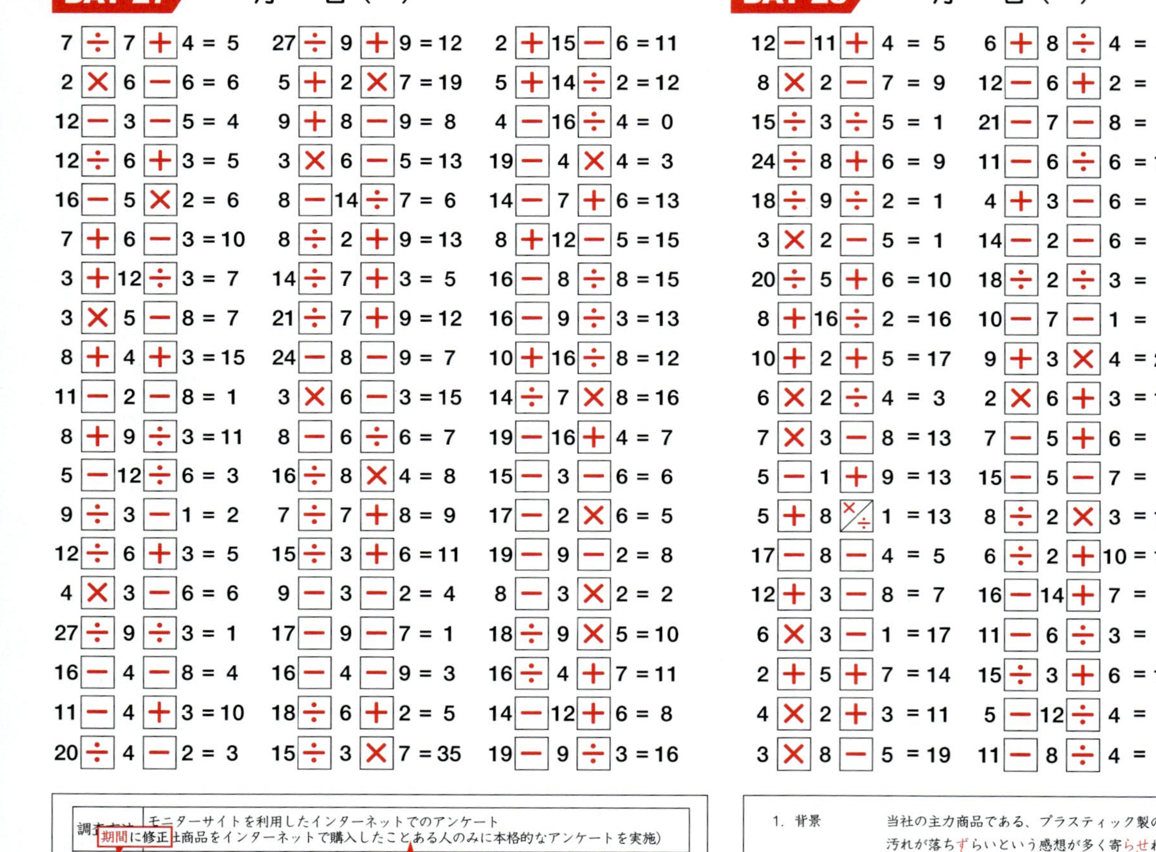

調査方法〔期間に修正〕	モニターサイトを利用したインターネットでのアンケート 当社商品をインターネットで購入したことある人のみに本格的なアンケートを実施）〔がまたはのを追加〕
調査機関	平成〇年　7月5日～7月19日
回集人数〔収に修正〕	3,387名　男性：763名（22.5%）　女性：2,624名（77.5%）

■ アンケート調査結果概要

- ネットでの購入理由のトップ３は、「価格」、「手軽さ」、「オンライン限定」であった。
- 男性は価格差を、女性はネットのポイントを重視している傾向にあった。〔重視している傾向にあった。 トル〕
- ネット、実店舗をともに使う人は、価格比較を行いつつ、最終的な購入先を決めていた。
- はじめてネットで購入をすることに決めた理由のトップ３は、「実店舗で気に入ったものが見つからなったため」「実店舗で実物を確認したあとにネットと価格を比較した結果、ネットの方が安かったため」「雑誌掲載商品を検索した結果」で、全体の７割を占めた。〔かを追加〕
- ネットで検索した後、最終的に実店舗で購入したという場合、「実物を直接確かめたった、試着したかった」「今すぐに商品をのをトルたかった」の２つで理由の７割を占めた。〔かを追加〕
- 弊社商品をネットでのみの購入している人は、リピーターと実店舗〔さをトル〕ないという人が多かった。
- ネット販売に求められているトップ5は、「安心感」「品揃えの豊富ささ」「低価格」であることがわかった。
- ネットでの購入金額は、年々上昇傾向にあることがわかった。〔3に修正〕

調査結果詳細は、次ページ以降

1. 背景　当社の主力商品である、プラスティック製の容器は、売り上げ好調ですが、油汚れが落ちずらいという感想が多く寄らせれています（別紙の製品調査結果を参照）。〔づに修正〕〔せらに修正〕

2. 目的　ユーザーの不満を解消した商品を開発し、差別化を図ること、当社のブランドイメージをさらにアップさせることを目的とします。

3. ターゲット　既存のプラスティク容器に不満を感じる方、既存顧客。

4. 企画概要　プラスティ〔ッを追加〕、ナノレベルのガラスコー〔ををトル〕することで、汚れにくく、汚れが落としやすい製品を開発することをを提案いたします。
ガラスコーティング技術は、自動車、〔しをトル〕などのガラス面、壁面のコーティング〔用に修正〕〇〇〇社と技術提携しし、開発いたします。
食品容プラスティック容器は、温度変化や経年劣化しても安全性を確保できるという点が必要な条件となりますので、その点が開発の目標となります。
さらに、この技術が実用化できれば、油汚れだけでなく、食品などによる色移りを防ぐことがと期待できます。
詳細は次ページ〔とをトル〕参照ください。

5. 費用概算　5,000万円（概算）　内訳は10ページ目をご参照ください。